U0214737

陈修园

著

俞慎初
林谘岐
倪法冲

点校

俞慎初

审阅

中医启蒙经典·名家校注南雅堂陈修园医书

长沙方歌括

海峡出版发行集团
THE STRAITS PUBLISHING & DISTRIBUTING GROUP
福建科学技术出版社
FUJIAN SCIENCE & TECHNOLOGY PUBLISHING HOUSE

图书在版编目（CIP）数据

长沙方歌括 / （清）陈修园著；俞慎初，林谘岐，
倪法冲点校 . —福州：福建科学技术出版社，2019.10
（中医启蒙经典 . 名家校注南雅堂陈修园医书）
ISBN 978-7-5335-5860-4

Ⅰ . ①长… Ⅱ . ①陈… ②俞… ③林… ④倪… Ⅲ .
①《伤寒杂病论》－方歌－注释－中国－清代 Ⅳ .
① R222.27

中国版本图书馆 CIP 数据核字（2019）第 064005 号

书　　名　长沙方歌括
　　　　　中医启蒙经典·名家校注南雅堂陈修园医书
著　　者　陈修园
点　　校　俞慎初　林谘岐　倪法冲
审　　阅　俞慎初
出版发行　福建科学技术出版社
社　　址　福州市东水路 76 号（邮编 350001）
网　　址　www.fjstp.com
经　　销　福建新华发行（集团）有限责任公司
印　　刷　福州德安彩色印刷有限公司
开　　本　700 毫米 ×1000 毫米　1 / 16
印　　张　8.5
字　　数　113 千字
版　　次　2019 年 10 月第 1 版
印　　次　2019 年 10 月第 1 次印刷
书　　号　ISBN 978-7-5335-5860-4
定　　价　26.00 元
　　　　　书中如有印装质量问题，可直接向本社调换

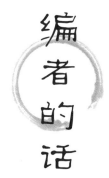

编者的话

　　陈修园（1753—1823），福建古代名医之一，其善于继承整理古典医籍，功力深厚，涉猎广泛，博采众长，学术上医文并重，法古而不泥古，继承创新并举。他注疏经典，启迪后人，是一位中医科普大家和卓越的教育家。

　　此套16种陈修园医书（原丛书名为"新校注陈修园医书"）自20世纪80年代由我社出版以来，深受广大中医爱好者和海内外中医界同仁的喜爱，同人脍炙，梨枣再易，总印数达50多万册，并先后荣获首届全国优秀医史文献图书暨中医药工具书银奖、全国首届古籍整理图书三等奖等多项省部级与国家级奖项。为了更好地阐发其学术价值，增强可读性，此次按现行编辑规范全面重新审读和梳理，定名为"中医启蒙经典·名家校注南雅堂陈修园医书"。

与其他陈修园医学丛书不同的是，本套丛书校注者不乏闽派著名临床医家、医史学家、我国首批500名老中医专家，他们中有原福建中医学院院长俞长荣、享医史界"南俞北马"之誉的"南俞"俞慎初教授、五世医家的林庆祥中医师。其次，此套丛书校注既遵从医古文规范精妙到位，又贴合临床，从临床角度多有发挥，更切实用性与启发性。为了凸显本套丛书的校注特色，我们基本还原和保留了校注者的校注原貌。

值此丛书问世之际，我们深切怀念"新校注陈修园医书"的倡导者、组织者、策划者——我国已故著名中医学家、医史大家俞慎初教授。此次，由俞慎初之女、"新校注陈修园医书"原责任编辑、我社原副社长副总编辑俞鼎芬编审组织联系，我们再次探访了几位校注者。在重新整理此丛书的过程中，我们深为老一辈中医药专家对中医事业的认真执着、无私奉献和不懈追求的精神所感动。他们的精神永远铭刻在我们心中，并激励着后人求索奋进。

由于原版书校注年代久远，经过多方努力，仍无法与所有校注者一一取得联系，望校注者或其亲属看到此套丛书后尽快与我社联系，我们将按有关规定寄赠样书并付稿酬。

再次感谢为此套丛书出版倾注大量心血的前辈们！

编者

2019 年 5 月

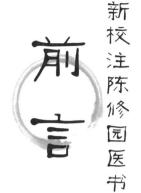

新校注陈修园医书

　　陈修园（1753—1823），名念祖，福建长乐人。他学识渊博，医理精湛，不仅是一位富有创见的医学理论家和医术超群的临床家，同时也是一位杰出的中医科普作家。

　　陈氏热爱祖国医学，以继承、发扬这一宝贵的民族文化遗产为己任，孜孜不倦地为之奋斗终身。他对古典医籍的钻研，功力深厚，涉猎广泛，并博取众长，结合个人实践体会，写出许多著作，因而自成一家。特别可贵的是，他不鄙薄貌似浅易的中医普及工作，数十年如一日，本着"深入浅出，返博为约"的精神，采用通俗易懂的文字，阐释古奥艰深的中医学理，为后学者开启了升堂入室的方便之门。

　　陈氏著作颇多，业经肯定的有《神农本草经读》《时方歌括》《时方妙用》《医学三字经》《医学实在易》《医学从众录》《伤寒论浅注》《金匮要略浅注》《伤寒真方歌括》《金匮方歌括》《长沙方歌括》《景岳新方八阵砭》《灵素集注节要》《女科要旨》《十药神书注解》《伤寒医诀串解》等十六种，包括了从基础到临床，从入门、普及到提高等方面的内容，体现了陈氏的理论、心法和经验。其文字质朴洗炼，畅达优美，歌诀音韵，脍炙人口；其内容深入浅出，切于实用。有人称道他的文章是"连篇累牍而不繁，寥寥数语而不漏"。他的著作，一百多年来流传广泛、影响深远，成为中医自学与教学的重要书籍。

因此，搜集、整理陈氏的医学论著，并加以发扬光大，是中医学术界一项责无旁贷的任务。为此，我们选择了陈修园著作的适当版本，进行了校勘、注释和标点断句，并由福建科学技术出版社分册出版。

祖国医学在漫长的历史发展过程中，虽然几经摧残，但仍人才辈出，代有名家，经验日益丰富，理论不断发展。此中道理，值得探讨。我们希望通过陈修园著作的校注出版，有助于更好地，全面、系统、深入地研究陈氏的学术成就和学术思想；有助于探索中医名家的成长道路，摸索中医人才的培养规律；同时，也给中医临床、教学、授徒与自学提供一份宝贵的参考资料。

然而，由于时代的局限和遵古太甚，陈氏对于祖国医药学的发展，难免认识不足，对持不同学术观点医家的批评，未免失之过激，这是学习、研究陈修园学术思想时应该注意的问题。

中华全国中医学会福建分会

"新校注陈修园医书"校注组

1981 年 8 月

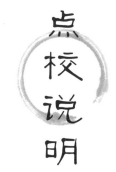

点校说明

一、本书以上海昌文书局印行的《增辑陈修园医书七十二种》为底本，以上海科学技术出版社出版的（1963年第1版）为主校本，并参考其他有关书籍，进行校勘。

二、本书卷次、篇章均依原书排列。但底本第六《霍乱方》之后的"烧裈散"等方，系属阴阳易及差后劳复的内容，故从重校本另立"阴阳易差后劳复方"子目，以期完整。底本繁体字竖排今改为简化字横排，底本中的双行小字统一改为单行小字。排式变更造成的文字含义变化予径改，并采用现代标点。

三、底本目录与正文有出入时，依据正文予以调整，力求目录与正文标题一致，不另加注。

四、凡底本无误，校本有误的，不改不注。底本引文虽有化裁，但文理通顺又不失原意者，不改不注。底

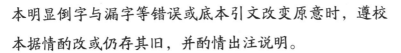

本明显倒字与漏字等错误或底本引文改变原意时，遵校本据情酌改或仍存其旧，并酌情出注说明。

五、底本中的异体字、通假字、古今字，或改为简化字，或保留底本原字并酌情出注。

六、底本中某些中药名和中医专业术语具有时代特色，故中药名和中医专业术语与今通行名不同者，为保留古书原貌和时代特色，不作修改。

七、底本中疑难字句、冷僻字、难以理解的典故及重要特殊术语等，酌情简要出注。凡校注之文，仅在首次出现时予以注释说明，再次出现从略。

八、为保留古书原貌，底本观点及理论不作任何删改，药物剂量亦采用旧制，个别当今已禁用或改用替代品的药物也未作改动，请读者注意甄别。

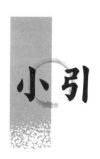

小引

  汉《艺文志》云[1]：《汤液经》出于商伊尹[2]。皇甫谧谓[3]：仲景论伊尹《汤液》为十数卷。可知《伤寒论》《金匮要略》诸方，除崔氏八味肾气丸、侯氏黑散外，皆伊尹之遗方也。伊尹因《内经》止有十二方，详于针灸而略于药，遂宗神农经旨，专以汤液治病，补《内经》所未及。长沙得其真传，可谓大而化，化而不可知矣。然余读《鲁论》"能近取譬"二句[4]，想见长沙当日必非泛泛而求，大抵入手功夫，即以伊圣之方为据。有此病必用此方，用此方必用此药，其义精，其法严，毫厘千里之判，无一不了然于心，而后从心变化而不穷。《论》中桂枝证、麻黄证、柴胡证、承气证等，以方名证，明明提出大眼目，读者弗悟也。然而可以谓之方者，非圣人不能作，非明者不能述。其药品，察五运六气而取其专长；其分两，因生克制化而神

---

〔1〕《艺文志》：是《汉书》中的一个篇名，作者班固，字孟坚（32—92），东汉扶风安陵人。

〔2〕伊尹：传说为商代宰相，曾著《汤液经》一书，已佚。

〔3〕皇甫谧：字士安，自号玄晏先生，西晋安定朝那人，生于公元214年，卒于公元282年，享年68岁。皇甫氏一生专研针灸，所著《甲乙经》是我国第一部针灸专书。

〔4〕《鲁论》：即《论语》，是孔子平时应答弟子的言论。孔子卒后，弟子记其所言，辑而成书。孔子，鲁地人，故称《鲁论》。

其妙用。宜汤、宜散、宜丸，一剂分为三服、两服、顿服、停后服、温服、少冷服[1]，少少咽之[2]，服后啜粥、不啜粥、多饮水、煖水之类，而且久煮、微煮、分合煮、去滓再煮、渍取清汁，或用水，或用酒及浆水、潦水、甘澜水、麻沸水之不同，宋元后诸书多略之，而不知古圣人之心法在此。余同周镜园饮中畅明其义[3]，归而乘兴韵之。其诗为药证、分两、煮法、服法等所限，弗能工也。戊辰岁[4]，余服阕[5]，复到保阳供职，公余取《伤寒论》原文重加注疏[6]。书成，附此六卷于后，命男蔚按方而细注之，俾读《伤寒论》者，于人略我详处，得一捷便之法云。修园陈念祖并题。

---

[1]少：通"稍"。

[2]少少：通"小小"。

[3]周镜园：陈修园的朋友。

[4]戊辰：是干支纪年法。戊辰岁，即清嘉庆十三年（1808年）。

[5]服阕（què 确）：阕，止、终也。服阕，指父母死后，子女须服孝三年，期满方能脱下丧服，故称服阕。

[6]注疏：解析经义为"注"，疏通传注为"疏"。

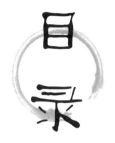

目录

按：《内台》正方一百一十三道，今少禹余粮丸，实一百一十二道也。此上古相传之方，伊圣集为《汤液经》，以治百病，非为伤寒设也。仲景得其书而神其用。建安纪年以来，悯族亲之死于伤寒者，十居其七，遂进去习俗伤寒方，而以此方为救治，遂以此名书，其实非伤寒专方也。今之病家，一闻议及，则曰："伤寒论各方，老医相戒不可用，况我非伤寒病乎！"心甚疑之，疑而不服则可，服而又疑则多事矣。余故著《医病顺其自然说》于后。

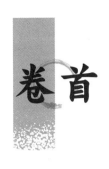

卷首

闽长乐　陈念祖修园　著

医病顺其自然说

　　病人之吉凶祸福，寄之于医，医者之任重。然权不操诸医，而操诸用医之人，何也？人有大病，庸医束手无策，始求救于名医。名医入门诊毕，告以病从何来，当从何去；得那一类药而增剧者何故，得那一类药除去那一病，而此外未能尽除者何故；病势虽觉稍愈，逾一二日仍作，或逾一二日而更甚于前者又何故。一一为病家说明，定其如此救误，如此温清攻补，如此按法立方，服药后必见出何证，又见出何证则可愈，预断其愈于何日何时，病家能一一信其言而不疑。且架中不藏《本草备要》《医方集解》《万病回春》《本草纲目》《东医宝鉴》《冯氏锦囊》《赤水玄珠》《薛氏医案》《景岳全书》《石室秘箓》《辨证奇闻》《临证指南》之类，又无强不知以为知之亲友与依阿两可素称果子药之先生，朱紫不乱[1]，则名医得以尽其所长。伤寒卒病二三日可愈，最迟亦不出十八日之外；风痨臌膈一月可愈，最迟亦不出三月之外。否则病家疑信参半，时医犹可勉强从事，俟其病气衰而自愈[2]；若以名医自命者，断不可肩此重任，反致取怨败名。余因热肠而备

---

〔1〕朱紫："朱"是正色，"紫"是非正色。《论语》："恶紫之夺朱也。"
〔2〕俟（sì 似）：等待。

尝其苦，凡我同志，可以鉴此前车。今之方技家，恃在口给，见有同我者引之，互相标榜，逊我者亦不却之，临深为高。至于穷《本草经》，读《灵》《素》，法仲景，其立论为耳所未闻，其治效又目所仅见，遂谦让曰：我不能如此之神，亦不能如此之偏以取胜也。若辈造此"偏"之一字[1]，任令法高一丈，其奈魔高十丈。且谓古书不可以今用，即于多读书处谓其偏，起死证而生之，即以出奇入险目其偏，以致病家先入为主，广集不偏之医，历试罔效，不得已始延为破釜沉舟之计，究竟终疑其偏。麻、桂、硝、黄，则曰汗下之太过也；姜、附、芩、连，则曰寒热之太峻也；建中、理中、陷胸、十枣，则曰补泻之不留余地也。滋水之地黄，补元之人参，用应多而反少；日食之枣子，至贱之甘草，用应少而反多。此等似是而非之言，更甚于恣肆不伦于理之言。知几者正可以拂衣而去，乃犹曰病尚可为，不忍恝然而舍之[2]。此虽活人无已之心，而疑事无功，未能活人，且以误人。盖药之所以流行于经络脏腑，内外无有不到者，气为之也。气不自到，心气主之，胆气壮之也。彼既疑我为偏，一见我之用药，又出于意想之外，则心气乱。《内经》云：心者君主之官也，神明出焉。又云：主不明则十二官危是也。不独心气乱，而且胆气亦因之而怯。《内经》云：胆者中正之官，决断出焉。又云：十二经皆取决于胆是也。药乃草根树皮及一切金石之钝物，原藉人之真气以流行，今心气乱而妄行，胆气怯而不行。如芩、连入口，其寒性随其所想而行，旋而皮毛鼓栗，而寒状作矣；姜、附入口，其热性随其所想而行，旋而心烦面赤，而热状作矣。凡此之类，不过言其大略，不必淋漓痛切而再言之。其中之所以然者，命也，我亦顺其自然而已矣，又何必多事为。凡我同志者，能以余为前车之鉴，则道愈彰，而活人愈众。

---

〔1〕若辈：指代"这般人"，带有轻蔑的感情色彩。

〔2〕恝（jiá 颊）：心上没牵挂。　舍：通"捨"。

征引三条

一

《伤寒论·平脉法》第十三节,问曰:脉有灾怪,何谓也?师曰:假令人病,脉得太阳,与形证相应,因为作汤,比还送汤如食顷,病人乃大吐,若下利,腹中痛。师曰:我前来不见此证,今乃变异,是名灾怪。问曰:何缘得此吐利?答曰:或有旧时服药,今乃发作,故为灾怪耳。程郊倩注曰[1]:望问固医家之事,亦须病家毫无隐讳,方能尽医家之长。因复出此条,为病家服药瞒医之戒,灾因自作,而反怪及医,故曰灾怪。然更有怪灾病,不可不知。得仲景法,处仲景方,病家大怪,以示诸医,益摇脑吐舌而大怪。乃从其不怪者治之,轻者剧,重者死,而灾及其身,终不解其病谓何病。此病近日竟成疫,沿门渐染,仲景却未言及。想仲景时祇有灾怪病[2],尚无怪灾病耳。一噱[3]!

按:程郊倩谓怪灾病,孽不在庸医之好造谣言,而在病家之贵耳贱目。执俗本之本草,查对名医之处方,执俗本之套语,贬驳名医之治法,以致名医叹息而不与辩,决然而去,岂非灾由自取耶?忆戊辰春,李太守名符清,患气短病,余主以桂苓术甘汤与肾气丸间服,许以半月必效。旋有所闻,惊怪而阻。另延津门陶老医,服葶苈、杏仁、枇杷叶、木通之类,三十余剂,胀肿癃闭而逝。候补知县叶名钧,偶患咳嗽,微发热,小便不利,余曰小青

---

〔1〕程郊倩:名应旄,字郊倩,清代医家,新安(今安徽歙县)人。生平研究仲景学说,颇有心得,撰有《伤寒论后条辨》等书。

〔2〕祇:同"只"。

〔3〕噱:"笑"的古字。《说文》:"大笑也。"

龙汤一服可效。渠怪而不服[1]，另延姑苏叶天士之族侄诊之。说水不制火，火气刑金，君以地黄两许，麦冬、阿胶、枇杷叶、贝母之类为佐。二十余日后，与余相遇于北关官廨，自言咳嗽已愈，惟早起气觉短促，余无他病。余察其面部皮里膜外伏青黯之色，环口尤甚，按其脉数而弦芤，重按之散而无神。遂直告之曰：此群阴用事，阳光欲熄之候，宜抛去前药，以白术、附子浓煎，调生姜自然汁半杯，六七服，尚可急救。叶公以余言太激而不答。是晚，自觉倦怠异常，前医仍用熟地一两，党参五钱，枸杞、麦冬、阿胶各三钱，杜仲、酒芍、当归各二钱，炙甘草一钱，服之，次早神昏不语，痰涎如涌。渠胞弟惊告，余曰：前言一线残阳，扶之尚恐不及，况以熟地等助其阴霾之气乎？今阴霾之气，上弥天际，痰涎涌盛，状如中风。盖以肝为风木之脏，人当东方生气将脱之顷，往往外呈此象，其证与中风无异也。诊其脉，弦数散乱，三五不调，余直辞不治，次日未刻果殁。庚午秋七月[2]，前任天津尹丁名攀龙，过余旅寓，见其面上皮里鳖黑，环唇更甚，卧蚕微肿[3]，鼻上带些青色。余直告之曰：君有水饮之病根，挟肝气而横行无忌。此时急疗可愈，若迟至二十日，病一发作，恐医日多，方日杂，总不外气血痰郁四字，定出搔不着痒之套方，即有谈及水饮，缓治以六君、二陈加减，峻治以滚痰、黑锡专方，此敷衍题面，而题理、题神则尽错矣。以药试病，试穷则变计，虽卢扁莫何[4]！丁君心怪言之过激，弗听。至七月下旬病作，中秋后渐重。九月下旬邀诊，余告之曰：向者所陈之弊[5]，今一一踏之。前说明病发后毋庸用药，非自今推诿。然无中生有之治法，惟《金匮·咳嗽篇》用十枣汤。

---

〔1〕渠：第三人称代词，"他""他们"。

〔2〕庚午：指清嘉庆十五年（1810 年）。

〔3〕卧蚕：眼眶下缘微隆起处，其状如蚕之卧，亦称眼窠。星相家通谓卧蚕。

〔4〕卢扁："卢医扁鹊"的缩语。古良医扁鹊家居于卢，世称卢医，见《史记·扁鹊仓公列传》注，引《正义·黄帝八十一难序》。

〔5〕向：表时间副词，意为"以前""以往"。

云：咳家其脉弦者，有水，此主之。又云：支饮家咳烦胸中痛者，不卒死，至一百日或一岁，亦宜用此汤。推病根成于旧岁冬初，未及一岁，且病发止六十余日，尚在百日之内，喻嘉言《医门法律·咳嗽续论篇》言之甚详[1]，俟有识有胆者用之，而余则不能。坐中有一老医力争不可，余姑拟龙、牡、甘、苓行水化气等药而去，遂不复延。嗣[2]余奉委到高阳办理赈务，闻渠延医满座，日以熟地、枇杷叶、炮姜、附子、肉桂、人参，服之不断，渐至大喘，肿胀吐血，大衄，耳目俱出血，小水全无而殁。此皆怪灾病之新案。

二

张隐菴曰[3]：顺治辛卯岁[4]，予年四十有二。八月中，生一胃脘痛，在鸠尾斜下右寸许，微肿不红，按之不痛，隐隐然如一鸡卵在内。姚继元先生诊之曰：此胃脘痛也，一名捧心痛，速宜解散，否则有性命之忧。与一大张膏药，上加末药二三钱。午间烘贴，至暮手足苏软，渐至身不能转侧，仰卧于书斋，心烦意乱，屏去家人。至初更时，痛上起一毒气，从左乳下至肋下胁，入于左肾，入时如烧针刺入，眼中一阵火光，大如车轮；神气昏晕，痛楚难言。火光渐摇漾而散，神昏始苏。过半时许，其气复起，其行如旧，痛楚如前。如此者三四次。予思之，此戊与癸合也[5]。然腑邪入脏，自分必死，妄想此毒气不从胁下入肾，得从中而入于肠胃，则生矣。如此静

---

〔1〕喻嘉言：名昌，字嘉言（1585—1664），明末清初著名医家，江西新建（今南昌新建区）人。精研医书，后在江苏常熟行医，颇有名声。晚年著《尚论篇》《医门法律》《寓意草》等书。

〔2〕嗣：时间副词。义为"随后"。

〔3〕张隐菴：菴，为"庵"的异体字。名志聪，字隐庵（约1619—1674），清代著名医家，浙江钱塘（今杭州）人，读医渊博，研理深奥，撰有《素问集注》《侣山堂类辨》《灵枢集注》《伤寒论集注》《本草崇原》等书。

〔4〕顺治辛卯岁："顺治"为清世祖爱新觉罗福临年号。辛卯岁即顺治八年（1651年）。

〔5〕戊与癸合：戊为阳土，代表胃；癸为阴水，代表肾。合者，胃肾气化相通之义。

而行之，初次不从，二次即随想而仍从于左乳下入于肠中，腹中大鸣，无从前之痛楚矣。随起随想，因悟修养之道，气随想而运用者也。运气法大能起鼓胀之证，劳怯咳嗽亦妙。至天明大泄数次，胸膈宽疏。继元先生复视之曰：毒已散解，无妨事矣。至次年中秋复发，仍用膏药、末药，毫无前番之状，而肿亦不消。予因想运气之妙，径行坐卧，以手按摩，意想此毒气仍归肠胃而出，如此十余日而散。

按：读此案，知病家不能深信，断断不可勉强相从。且不必言及治当何法，应用何方，恐后到之医，矫吾言而走入错路，又恐其从吾言而还致生疑，不如三缄其口之为得。

三

喻嘉言《寓意草》云：王岵翁深知医理，投剂咸中肯綮[1]，所以长年久世。然苦耳鸣，不乐对客。其左右侍从，谁能究心医药之事。前病获安，竟以为人参之力，而卸祸者反得居功，谓其意中原欲用参，但不敢专主，姑进余商榷，以示详慎耳。于是善后之宜，一以诿之，曾不顾夫一误再误也。前所患虚风症，余用甘寒药二剂稍效，俄焉更医而致危，不得已又召余视之。虽用旋覆代赭二剂回天，然前此虚风本症，尚无暇于驱除。而主家及医，其时方竟夸人参之力，谓调理更宜倍用，无俟参酌。独不思虚风酝酿日深，他日再求良治，不能及矣。余向为岵翁视病，言无不听，独患此大病，竟不乐与交谈，且日来喜食羊肉、河豚以召风，然亦不自由也。盖风煽胃中，如转丸之捷，食入易消，不得不借资于厚味，而不知胃中元气久从暗耗，设虚风止熄，即清薄之味尚不易化，况于肥甘乎？今之医家，全不究病前病后消息，明语以虚风之证，竟不知虚风为何物，奈何言医耶！奈何言调摄耶！彼时余适有浙游，旋日复得重恙，召诊时语余云：一病几危，今幸稍可，但彻夜撰改本章不辍，

---

[1]肯綮(qǐng 请)：原指筋骨结合处，引申为"要害""关键"。语出《庄子·养生主》。

神乱奈何？余对曰：胃风久炽，津液干槁，真火内燔。宜用知母一两，人参、甘草各一钱，日进二剂自安。众议方中用参太少，且无补药佐之，全无取义，竟置不用。连进参、术大剂不效，越三日，剂中人参竟加一两，服后顷刻，气高不返而逝。

　　按：读此案，以自知医理与平时心服之人，忽为时医蛊惑，侍从尼阻[1]，竟至不能用而死。可知命之所定，非人力所能主也。嘉言既尽其道，可告无罪于王岵翁，而人言不足恤也。余因之有感焉。天下事，事后易为智，大病一愈，邀功者议补议温，纷纷不一，以致既愈之后，仍留遗患者有之，垂成忽败者有之。夫大病自我愈之，而善后之计不复一商者，其故有二：一以胜任有人也，一以酬谢可免也。偷薄之风[2]，适以殒命。堪发一叹！

---

〔1〕尼（nì 逆）阻：拒阻。"尼"同"泥"，义为拒。
〔2〕偷薄：义为浇薄，不淳厚。《后汉书·廉范传》："每厉以淳厚，不受偷薄之说。"

考 二 章

钱天来云[1]：汉之一两，即今之二钱七分也；一升，即今之二合半也。汪苓友云[2]：古云铢者，六铢为一分，即二钱半，二十四铢为一两也。云一升者，即今之大白盏也。古方全料谓之一剂，三分之一谓之一服。凡用古方，先照原剂，按今之码子折实若干重。古方载三服者，只取三分之一，遵法煎服；载两服者，宜分两次服之；顿服者，取一剂而尽服之。只要按今之码子折之。至大枣、乌梅之类，仍照古方枚数，以码子有古今之不同，而果枚古今无异也。

程扶生云[3]：古以二十四铢为一两，一两分为四分去声，六铢为一分，计二钱五分。则所谓十八铢者，盖三分之重，古之七钱半也。然以古之量度及秬黍考之[4]，以一千二百黍之重，实于黄钟之龠[5]，得古之半两，今之三钱也。合两龠为合，得古之一两，今之六钱也。十铢为一千黍之重，今之二钱半也。一铢为百黍之重，今之二分半也。或又谓古今量度，惟汉最小，汉之一两，惟有今之三钱半强。故《千金》本草以古三两为今一两，古三升为今一升。然世有古今，时有冬春，地有南北，人有强弱，大约古用一两，今用一钱足矣。宜活法通变，不必胶柱而鼓瑟，则为善法仲景者矣。

愚按：诸说颇有异同。大抵古之一两，今折为三钱。不泥于古，而亦不离于古也。

---

[1] 钱天来：名潢，字天来，虞山（今江苏常熟）人，清代医家。尊崇《内经》《伤寒论》，认为王叔和之编次，成无己等之注释，皆有失仲景原意，故撰《重编张仲景伤寒证治发明溯源集》一书。

[2] 汪苓友：名琥，字苓友，长洲（今江苏苏州）人，清代医家。先习儒，后业医，撰有《伤寒论辨证广注》《痘疹广金镜录》《养生君主编》等书。

[3] 程扶生：生平及医业不详。

[4] 秬黍：秬为黑黍；黍与糯为一物。

[5] 龠（yuè 越）：古量名，升的百分之一。

劝读十则

一、凡积重难返之势〔1〕，骤夺其所好，世必惊疑。今且浅而商之，明药性始于《神农本经》，论病情始于《灵枢》《素问》，以药治病始于伊尹《汤液》。迨汉仲师出，集医圣及上古相传之经方，著《伤寒论》及《金匮玉函经》二书。《外台》谓：又有《小品》一书，今失传方。诸举业家与四子书无异，而犹有疑之者，岂四子之书亦不可读乎？则以读仲师书，为第一劝。

一、仲师书文义古奥难读，即刘、张、朱、李四家，明时以张长沙与刘河间、李东垣、朱丹溪为四家。此李士材之误也。张石顽云：张是张子和。当知相沿之误。虽尊仲圣之名，鲜有发挥。更有庸妄者，颠倒是非，谓仲师专工于伤寒。其桂枝、麻黄只行于西北，宜于冬月，以芎、苏、羌、独、荆、防等剂为感冒切用之品，以补中、归脾、八珍、六味等方为杂病平稳之方。百病不究根由，只以多热为阴虚，多寒为阳虚，自夸为挈领提纲之道。究竟伪术相师，能愈一大病否？夜气犹存〔2〕，举生平所治之证平心自问，当亦知所变计也。则以知过必改，为第二劝。

一、经方效如桴鼓，非若后世以地黄补阴，以人参补阳，以香、砂调气，以归、芎调血，笼统浮泛，待病气衰而自愈也。《内经》云：一剂知，二剂已。又云：复杯而卧。《伤寒论》云：一服愈，不必尽剂。可知古人用药，除宿病痼病外，其效只在半剂、一二剂之间。后世如《薛立斋医案》云：服三十余剂及百剂效。李士材云：备参五斤，期于三月奏效。此岂果服药之效哉？乃病气衰而自愈，若辈贪天之功而为己力也。余阅其案，深悯病人之困于药

---

〔1〕积重难返：积习甚深，不易革除。

〔2〕夜气：即平旦之气，其气清明，良心易于发现。《孟子·告子》："夜气不足以存，则其违禽兽不远矣。"

甚于桎梏也[1]。则以经方之疗效神速，为第三劝。

一、《伤寒论》一百一十三方，以存津液三字为主。试看桂枝汤和平解肌，无一非养液之品。即麻黄汤轻清走表，不加姜之辛热、枣之甘壅，从外治外，不伤营气，亦是养液之意。故统制一剂，分为三服，不必尽剂可愈，愈后亦无他病。近医芎、苏、羌、独、荆、防、苍、芷苦燥辛烈，大伤阴气。最陋是吾闽习气，谓二陈汤为发汗平稳之剂。方中如陈皮之耗气，半夏之耗液，性涩。如血出不止，以此药生捣敷之即止。止血即止汗之验。茯苓渗利太早，致邪陷入少阴。皆所以涸其汗源。此二字，余研究十年方悟。留邪生热，以致变成烦躁大渴、谵语神昏等证，所谓庸医误人者此也。至于《金匮》一百四十三方，大旨是调以甘药四字。后世之四君子汤、补中益气汤及四物、八珍、十全、归脾、逍遥等剂，颇得甘调之义，而偏驳不训，板实不灵，又不可不知。则明经方之有利无害，为第四劝。

一、仲师为医中之圣人，非至愚孰敢侮圣？所疑者其方也。方中无见证治证之品，且铢、两、升、斗，畏其大剂，不敢轻试。不知本草乱于宋元诸家，而极于明之李时珍。能读《本经》洞达药性者，自知其三四味中，备极神妙。况古人升斗权衡，三代至汉，较之今日，仅十之三。每剂分三服，一服亦不过七八钱，与两零而已，较之时方之重者乃更轻。今以古今之码子折算，又为之浅浅解释。俾知经方道本中庸，人与知能，为第五劝。

一、先入为主，人之通患也。桂枝汤、小柴胡汤，无论伤寒杂病，阳经阴经，凡营卫不和者，得桂枝而如神；邪气不能从枢而外转者，得柴胡而如神。今人惑于《活人》春夏忌桂之说[2]，又惑于前医邪在太阳，误用柴胡反致引入少阳之说，及李时珍虚人不可多用，张景岳制五柴饮列于《散阵》[3]，

---

〔1〕桎梏：用来械手足的刑具。在足的叫"桎"，在手的叫"梏"。

〔2〕《活人》：即指《活人书》，宋代朱肱著。

〔3〕《散阵》：明代张景岳所著《新方八阵》中的一阵。八阵为：补、和、攻、散、寒、热、固、因。

遂致应用不用，误人无算。而不知二药，神农列之上品，久服可以却病延年。今之信各家而不信神农，诚可怪也。闽医习见余用桂枝汤，万无一失。此数年来，自三钱亦用至八九钱而效者，咸知颂予创始之德。至于柴胡，不过四钱而止，而浙省、江苏每用必以鳖血拌蒸，最多不过二钱，皆先人之说误之也。不知长沙方柴胡用至八两，取其性淳，不妨多服，功缓必须重用也。《本经崇原》云：柴胡出于银州者佳。今肆中另有一种银柴胡，不知何草之根，害人不浅！推之细辛、五味，用不过一钱，大枣不过二枚，生姜不过二片，种种陋习，皆违经旨。吾愿同事者，先迸去市中徇人恶习，而以愈达愈上，为第六劝。

一、起死回生，医之道也。如医家束手，病家待毙，察其为杂法所误，先与病家说明，璧其方资[1]，愈不受谢。照仲师法，四逆、白通以回阳，承气、白虎以存阴。助其枢转，运其针机；脏腑调和，统归胃气；危急拯救，不靠人参。此一句，为病家之脑后下一针也。经方无用参为救急法，惟霍乱有理中丸、汤方。然汗、厥、脉微欲绝，以通脉四逆加猪胆汤为主，又无取乎人参。第不可与读《薛氏》《景岳》等书人说也。力肩其任，亦可救十中二三。余自临证三十余年，知经方之权夺造化，为第七劝。

一、经方愈读愈有味，愈用愈神奇。凡日间临证立方，至晚间一一于经方查对，必别有神悟。则以温故知新，为第八劝。

一、医门之仲师，即儒宗之宣圣[2]。凡有阐扬圣训者则遵之，其悖者则贬之。障川东流，功在吾辈。如四家中，刘河间书虽偏苦寒，尚有见道之言；朱丹溪虽未究源头，却无支离之处；张子和瑕瑜参半；最下是李东垣，

---

[1]璧其方资：即如数退还俸仪（病家送给医者的笔资）之义。璧，原指端而圆的玉。引申为"完整""全部"。

[2]宣圣：即孔子。唐时追谥"文宣王"，宋代加谥"至圣文宣王"，元代加号"大成至圣文宣王"，清则号为"大成至圣文宣先师孔子"。

树论以脾胃为主，立方以补中为先，徇其名而亡其实，燥烈劫阴，毫无法度。尝考医论中载其人富而好名，巧行其术，邪说流传，至今不熄，正与仲师"养津液"及"调以甘药"之法相反，不可不知。至于李时珍、王宇泰之杂，李士材之浅，薛立斋之庸，赵养葵之妄，张景岳、陈远公、冯楚瞻之浮夸影响，不使一字寓目，方可入于精微之奥。坊刻汪𬜯菴等本，虽云耳食，却有一二道得著处，但于仲师方末，杂引陶节菴诸辈臆说，不无朱紫之乱。入门时始参其说，终为乡愿矣〔1〕。则以专一不杂，为第九劝。

一、亚圣有云〔2〕：予岂好辩哉！不得已也。今医学各成门户，所藉乎明先圣之功，溯委穷源，不绝于口，则陷溺未久及颖慧过人者〔3〕，自必悔而就学，道不孤矣。若言之过激，则怨而生谤；位置过高，则畏而思避。踽踽独行〔4〕，济人有几？凡我同人，务宜推诚相与。诚能动物，俾此道日益昌明。则以有言无隐，和气可亲，为第十劝。

---

〔1〕乡愿：假托，伪善，见《论语·阳货》。

〔2〕亚圣：即孟子。宋时封"邹国公"，配享孔子庙庭；元加封为"邹国亚圣公"。

〔3〕陷溺：本性丧失、沉迷不反者为"陷溺"。此作迷惑于邪说解。

〔4〕踽踽：独行无亲之义。

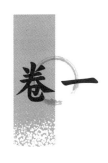

闽长乐　陈念祖修园　著

长男　蔚古愚　携注　　孙男　心典　同校字
次男元犀灵石　参订　　　　　心兰

太 阳 方

● 桂枝汤

治自汗恶风，头疼体痛，发热，脉浮缓，名曰中风。方下所言证治，照仲景《内台》方原文。建安许宏《集议》与《伤寒论》详略不同，后仿此。

桂枝三两，去皮。桂枝止取稍尖嫩枝，内外如一。若有皮骨者去之，非去枝上之皮也。后仿此。芍药三两　甘草二两，炙　生姜三两，切　大枣十二枚，擘

上五味，㕮咀[1]，以水七升，微火煮取三升，去滓。适寒温，服一升。服已须臾，啜热稀粥一升余，以助药力。温覆令一时许，遍身漐漐微似有汗

---

〔1〕㕮（fǔ 府）咀（jǔ 举）：以口将药物咬碎，如豆粒大，便于煎服。这是在无铁器时代最原始的药物加工法。后来改将药物切片、捣碎或锉末应用。"㕮咀"之名，见《灵枢·寿夭刚柔篇》。

者益佳〔1〕，不可令如水流漓，病必不除。若一服汗出病瘥，停后服，不必尽剂。若不汗，更服，依前法。又不汗，后服小促其间〔2〕，半日许令三服尽。若病重者，一日一夜服，周时观之。服一剂尽，病症犹在者，更作服，若汗不出，乃服至二三剂。禁生冷、粘滑、肉、面、五辛、酒酪、臭恶等物。

歌曰　项强头痛汗憎风，桂芍生姜三两同，

枣十二枚甘二两，解肌还藉粥之功。

蔚按：桂枝辛温阳也，芍药苦平阴也。桂枝又得生姜之辛，同气相求，可恃之以调周身之阳气；芍药而得大枣、甘草之甘，苦甘合化，可恃之以滋周身之阴液。师取大补阴阳之品，养其汗源，为胜邪之本。又啜粥以助之，取水谷之津以为汗，汗后毫不受伤。所谓立身于不败之地，以图万全也。

● 桂枝加葛根汤

治太阳病项背强几几〔3〕，反汗出恶风者。

桂枝三两，去皮　芍药三两　甘草二两，炙　生姜三两，切　大枣十二枚，擘
葛根四两

上六味，㕮咀。以水一斗煮葛根，减二升，去上沫〔4〕，纳诸药，煮取三升。温服一升，覆取微似汗。不须啜粥。余如桂枝将息及禁忌法〔5〕。

歌曰　葛根四两走经输，太阳之经输在背。

项背几几反汗濡，邪之中人，始于皮肤，次及肌络，次及经输。邪在经输，

则经输实而皮毛虚，故反汗出而恶风。

只取桂枝汤一料，

---

〔1〕漐（zhí 植）漐：微汗出貌。

〔2〕小促其间：缩短间隔时间。

〔3〕几（shū 殊）几：如短羽之鸟，伸颈欲飞不能。借以形容项背拘急、俯仰不自如。

〔4〕沫：浮在水上面的小水泡。

〔5〕将息：将养调息、护理治疗之义。

加来此味妙相须。一本芍药减去一两。

张令韶曰[1]：桂枝汤解肌，加葛根以宣通经络之气。盖葛根入土最深，其藤延蔓似络，故能同桂枝直入肌络之内，而外达于肤表也。

● 桂枝加附子汤

治太阳发汗，遂漏不止[2]，其人恶风，小便难，四肢微急，难以屈伸者。

桂枝汤原方加附子一枚，炮去皮，破八片。

上六味，咬咀。以水七升，煮取三升，去渣。温服一升。

歌曰 汗因过发漏漫漫，肢急常愁伸屈难，

尚有尿难风又恶，桂枝加附一枚安。

男元犀按：太阳之脏即是少阴[3]。太阳病本宜发汗，发之太过而为漏不止，必用附子以固之。重至肢厥，必用四逆辈以救之。若恶风，小便难，四肢微急，难以屈伸者，皆汗出过多脱液。尚喜肾中之真阳未亡，只用附子大补少阴之气，得桂枝汤为太阳之专药，令阴交于阳则漏止，漏止则液不外脱，而诸证俱除矣。

● 桂枝去芍药汤

治太阳病下之后，脉促胸满者。

桂枝汤原方去芍药。

上四味，以水七升，煮取三升。温服一升。

---

[1] 张令韶：名锡驹，字令韶，浙江钱塘（今杭州）人，清代医家。曾学医于张志聪，钻研伤寒学，撰有《伤寒论直解》《胃气论》二书。

[2] 遂漏不止：遂作"因"解。漏，指汗出不止。

[3] 太阳之脏即是少阴：这里太阳指"足太阳"，少阴指"足少阴"。因足太阳膀胱经与足少阴肾经一腑一脏相为表里的关系，故曰太阳之脏即是少阴。

● 桂枝去芍药加附子汤

治同前。更加微寒者[1]。

即前方加附子一枚,炮去皮,破八片。

上五味,吹咀。以水七升,煮取三升,去滓。温服一升。恶寒止,停后服。

歌曰 桂枝去芍义何居?胸满阴弥要急除,

若见恶寒阳不振,更加附子一枚具。

蔚按:《伤寒论》大旨,以得阳则生。上节言汗之遂漏虑其亡阳,此节言下后脉促胸满,亦恐亡阳。盖太阳之气,由至阴而上于胸膈[2],今因下后而伤胸膈之阳,斯下焦浊阴之气僭居阳位而为满[3],脉亦数中一止而为促。治宜急散阴霾。于桂枝汤去芍药者,恐其留恋阴邪也。若见恶寒,为阳虚已极,徒抑其阴无益,必加熟附以壮其阳,方能有济。喻嘉言、程扶生之解俱误。

● 桂枝麻黄各半汤

治太阳病得之八九日,过经如疟状,与往来寒热不同,故曰如疟。发热恶寒,现出太阳经真面目。热多寒少,太阳以阳为主,热多是主胜客负,为将解之兆。其人不呕,邪不转属少阴。清便欲自可[4],邪不转属阳明。一日二三度发。疟之寒热有定候,此则或二或三,无定候也。太阳之阳气有权,则邪气有不能自容之象。脉微缓者[5],微则邪衰,缓则正复。为欲愈也;脉微上节以微与缓对举,此节但云微而不云缓者,以邪衰而正亦衰也。而恶寒者,上节以发热恶寒对举,此节但云恶寒不云发热,便是大眼目处。且热多寒少为主胜客负之兆,若寒多热少即为客胜主负之兆,况但寒无热之证乎?此阴阳

---

〔1〕微寒:成无己本作"微恶寒"。

〔2〕至阴:指穴位,属足太阳膀胱经,位于足小趾末节外侧,出《灵枢·本输篇》。

〔3〕僭(jiàn 箭):越权之义。

〔4〕清便欲自可:大小便正常。

〔5〕脉微缓:这里指脉象和缓,为病情向愈的表现。

俱虚，阴阳认作气血则误甚。要知太阳以阳为主，今脉微即露出少阴之沉细象，恶寒即露出少阴之厥冷及背恶寒象，不独太阳虚，即少阴亦虚也。阴阳指太少言最切。不可更发汗、更吐、更下也；自脉微至此句为一节。提出"虚"字，便可悟芍药甘草附子汤之法，又可悟四逆汤及附子汤之法矣。师不出方，即引而不发之道。面色反有热色者^[1]，"反"字是大眼目。言脉微恶寒，面色不宜有热色，今反见热色者，以其人阴阳虽曰俱虚，而阳气尚能鼓郁热之气而见于面色。未欲解也，"欲"字可味。太阳以阳为主，犹幸阳气未败，尚能鼓过经之邪见于面色，独恨阳气已虚，不能遂其所欲，令作小汗而解。以其不得小汗出，身必痒。申上未欲解意。辨面色之热，兼征之周身作痒。宜桂枝麻黄各半汤。邪欲出而不能自出，故藉此方以助之。自面有热色至此，又是一节。通章以"太阳病得之八九日"一句为主，言过经之病也。下分三节，节节相承，一层剥起一层。自有注《伤寒论》以来，千百余年无有一人道及，今特详注之。

桂枝一两十六铢　芍药一两　生姜一两　甘草一两，炙　麻黄一两，去节　大枣四枚　杏仁二十四枚，汤浸，宜去皮尖及两仁者。后仿此。

上七味，以水五升，先煮麻黄一二沸，去上沫。纳诸药，煮取一升八合，去渣。温服六合。

歌曰　桂枝一两十六铢，甘芍姜麻一两符，

　　　　杏廿四枚枣四粒，面呈热色痒均驱。

蔚按：《内台》载此方即桂枝汤原方分两，加麻黄三两、杏仁七十个，白水煮服，取微汗。许宏《方议》云：桂枝汤治表虚，麻黄汤治表实，二者均曰解表，霄壤之异也。今此二方合而用之，乃解其表不虚不实者也。

---

〔1〕面色反有热色："热色"指面红。"反"，用来区别于阴阳俱虚和病情向愈的两种转归。

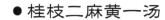

● 桂枝二麻黄一汤

治太阳形如疟，日再发[1]，汗出必解。

桂枝一两十七铢　芍药一两六铢　麻黄十六铢　生姜一两六铢　杏仁十六个
甘草一两二铢　大枣五枚

上七味，以水五升，先煮麻黄一二沸，去上沫。纳诸药，煮取二升，去滓。
温服一升，日再。

歌曰　一两六铢芍与姜，麻铢十六杏同行，

桂枝一两铢十七，草两二铢五枣匡。

蔚按：服桂枝汤，宜令微似汗。若大汗出，脉洪大，为汗之太骤，表解
而肌未解也，仍宜与桂枝汤，以啜[2]粥法助之。若形似疟，日再发者，是肌邪、
表邪俱未净，宜桂枝二以解肌邪，麻黄一以解表邪。

---

〔1〕日再发：再者二也。日再发，即一日发作两次。

〔2〕啜（chuò 辍）：趁热吃、喝。

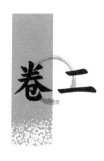

卷二

太 阳 方

● 白虎加人参汤

治发汗后热不退、大烦渴饮水者。

知母六两　石膏一斤，碎，绵裹　甘草二两，炙　粳米六合　人参三两

上五味，以水一斗，煮米熟汤成，去滓。温服一升，日三服。

歌曰　服桂渴烦大汗倾，液亡肌腠涸阳明，

膏斤知六参三两，二草六粳米熟成。

蔚按：上节言服桂枝大汗出而邪反不能净，宜仍服桂枝以发汗之[1]，或桂枝二麻黄一汤合肌表而并汗，皆所以竭其余邪也。此节言大汗出外邪已解，而汗多亡阳明之津液。胃络上通于心故大烦，阳明为燥土故大渴，阳气盛故脉洪大。主以石膏之寒以清肺，知母之苦以滋水，甘草、粳米之甘，人参之补，取气寒补水以制火，味甘补土而生金，金者水之源也。

---

〔1〕发汗：原书"发"作"法"，系同音之误，今据文义径改。

● 桂枝二越婢一汤

治太阳病发热恶寒，热多寒少，脉微弱者，此无阳也[1]，不可发汗，此汤主之[2]。

桂枝十八铢　芍药十八铢　麻黄十八铢　甘草十八铢　大枣四枚　生姜一两二铢　石膏二十四铢

上七味，吹咀。以水五升，煮麻黄一二沸，去上沫。纳诸药，煎取二升，去滓。温服一升。本方当裁为越婢汤、桂枝汤合饮一升。今合为一方，桂枝二越婢一。

歌曰　桂芍麻甘十八铢，生姜一两二铢具，

　　　　膏铢廿四四枚枣，要识无阳旨各殊[3]。

《论》中"无阳"二字，言阳气陷于阴中，既无表阳之证，不可发其表汗，故用越婢汤。方中石膏质重而沉滞，同麻黄之勇，直入于里阴之中，还同桂枝汤复出于肌表而愈。

蔚按：本方分量甚轻，大抵为邪气轻浅者设也。太阳以阳为主，所云热多寒少，是阳气欲胜阴邪之兆；所云脉微弱，是指脉不紧盛；所云无阳不可发汗，是指此证此脉。无阳邪之太盛，不可用麻黄汤发其汗，只用此汤清疏营卫，令得似汗而解也。书中"阴阳"二字，有指气血而言，有指元阴元阳而言，有指脏腑而言，有指表里而言，有指寒热而言，有指邪正而言。非细心如发者，每致误解，即高明如程扶生辈，亦以无阳二字认为阳气虚少。甚矣！读书之难也。

---

〔1〕无阳：当指阳虚。
〔2〕治太阳病……此汤主之：本条原文，不少注家因随文衍义而致误。章虚谷对本条文的读法较为正确，特引征如下："此条经文，宜作两截看，'桂枝二越婢一汤'句，是接'热多寒少'句来。今为煞句，是汉文兜转法也。若'脉微弱者，此无阳也'，何得再行发汗？仲景所以禁示人曰'不可发汗'，宜作煞句读。经文了了，毫无纷论。"
〔3〕识（zhì 志）：解为"记住"。

● 桂枝去桂加茯苓白术汤

治服桂枝汤，或下之，仍头项强痛，翕翕发热无汗[1]，心下满微痛，小便不利者。

芍药三两　甘草二两，炙　生姜三两　茯苓三两　白术三两　大枣十二枚

上六味，以水八升，煮取三升，去滓。温服一升。小便利则愈。

歌曰　术芍苓姜三两均，枣须十二效堪珍，

炙甘二两中输化，水利邪除立法新。

蔚按：上节言太阳之气内陷于脾而不能外达，此节言太阳之气内陷于脾而不能转输也。用桂枝汤后，而头痛、项强、翕翕发热、无汗之证仍在，其病机在于"无汗"二字，知桂枝汤之不能丝丝入扣也[2]，或者悔桂枝汤之误而下之，无如表证悉具，转因误下而陷于脾，以致心下满微痛[3]，小便不利，其病机在于"小便不利"四字。桂枝之长于解肌，不长于利水，服五苓散多饮暖水以出汗，师有明训。知桂枝之不可不去也。太阳之气陷于中土，心下为脾之部位，故满而微痛；脾不能转输其津液，故小便不利。今用桂枝汤去桂而加白术、茯苓，则转输灵而小便自利，小便利而太阳之气达于内外，而内外之邪俱净矣。

又按：经方分两轻重，变化难言。有方中以分两最重为君者，如小柴胡汤，柴胡八两，余药各三两之类是也；有方中数味平用者，如桂枝汤，芍、桂、生姜各三两，而以桂枝为君是也；有一方各味等分者，如猪苓汤，各味俱一两，而以猪苓为君是也；有方中分两甚少而得力者，如甘草附子汤中，为使之桂枝四两，而所君之甘草只二两是也；又如炙甘草汤中，为使之地黄一斤，而所君之炙甘草只四两是也。然此虽轻重莫测，而方中有是药而

---

[1] 翕（xì隙）翕：敛缩之状。

[2] 知：原书作"如"，参下文句法当作"知"。"如"系笔误，径改。

[3] 心下：原书作"下心"，显系刊误，径改。

后主是名，未有去其药而仍主其名，主其名即所以主其功。如此证头项强痛、翕翕发热，为太阳桂枝证仍在，因其误治，遂变其解肌之法而为利水，水利则满减热除，而头项强痛亦愈。主方在无药之处，神乎其神矣！

● 甘草干姜汤

治误汗，吐逆、烦躁而厥者主之。

甘草四两　干姜二两，炮

上咬咀。以水三升，煮取一升五合，去渣。分温再服。

歌曰　心烦火盛脚急热盛灼筋理须明，攻表误行厥便成，

　　　二两炮姜甘草四，热因寒用奏功宏。

蔚按：误服桂枝汤而厥，其为热厥无疑。何以又用甘草、干姜乎？而不知此方以甘草为主，取大甘以化姜、桂之辛热，干姜为佐，妙在炮黑，变辛为苦，合甘草又能守中以复阳也。《论》中干姜俱生用，而唯此一方用炮，须当切记。或问亡阳由于辛热，今干姜虽经炮带些苦味，毕竟热性尚存，其义何居？答曰：此所谓感以同气，则易入也。子能知以大辛回阳主姜、附而佐以胆、尿之妙[1]，便知以大甘复阳主甘草而佐以干姜之神也。推之，僵蚕因风而死，取之以治中风；驴为火畜，大动风火，以伏流之阿水造胶[2]，遂能降火而熄风，皆古圣人探造化之微也。仲景又以此汤治肺痿，更为神妙。后贤取治吐血，盖学古而大有所得也。

---

〔1〕子：旧时敬称对方为"子"。

〔2〕伏流之阿水：阿水即阿井泉。沈括《梦溪笔谈》：古说济水伏流地中，今历下凡发地下皆是流水。东阿亦济水所经，取井水煮胶谓之阿胶。其性趋下，清而且重，用搅浊水则清。故以治淤浊及逆上之痰也。

● 芍药甘草汤

治误汗伤血，厥逆脚挛急主之[1]。

芍药四两　甘草四两，炙

上二味，㕮咀。以水三升，煮取一升半，去滓。分温再服之。

歌曰　芍甘四两各相均，两脚拘挛病在筋，

　　　　阳旦误投热气烁[2]，苦甘相济即时伸。

蔚按：芍药味苦，甘草味甘，苦甘合用，有人参之气味，所以大补阴血。血得补则筋有所养而舒，安有拘挛之患哉？时医不知此理，谓为戊己汤[3]，以治腹痛，有时生熟并用，且云中和之剂，可治百病。凡病人素溏与中虚者，服之无不增剧，诚可痛恨。

● 调胃承气汤

治汗后恶热谵语，心烦中满，脉浮者主之。

大黄四两，去皮，酒洗　甘草二两，炙　芒硝半升

上三味，㕮咀。以水三升，煮取一升，去滓，纳芒硝，更上火微煮令沸，少少温服之。

歌曰　调和胃气炙甘功，硝用半升地道通，

　　　　草二大黄四两足，法中之法妙无穷。

蔚按：此方病在太阳而得阳明之阳盛证也。《经》曰：热淫于内，治以咸寒；火淫于内，治以苦寒。君大黄之苦寒，臣芒硝之咸寒，而更佐以甘草之甘缓，硝、黄留中以泄热也。少少温服，亦取缓调之意。

---

〔1〕厥逆：原书在厥逆之前有"则"字，参他本无，疑衍，径删。

〔2〕阳旦：指阳旦汤，即桂枝汤之别名，出《外台秘要》卷二引《古今录验》方。

〔3〕戊己汤：方出《症因脉治》，其组方成分与芍药甘草汤同。

次男元犀按：调胃承气汤此证用之，可救服桂枝遗热入胃之误；太阳之阳盛证用之，能泄肌热而作汗；阳明证用之，能调胃气以解微结。《内台》方自注云："脉浮者"三字，大有意义。

● 四逆汤

治下利清谷，三阴厥逆，恶寒，脉沉而微者，此方主之。此乃温经救阳之峻剂也。

甘草二两，炙　干姜一两半　附子一枚，生用，去皮，切八片

上三味，㕮咀，以水三升，煮取一升二合，去滓，分温再服。强人可大附子一枚，干姜三两。

歌曰　生附一枚两半姜，草须二两少阴方，

建功姜附如良将，将将从容藉草匡。

蔚按：四逆汤为少阴正药。此证用之以招纳欲散之阳，太阳用之以温经，与桂枝汤同用以救里，太阴用之以治寒湿，少阴用之以救元阳，厥阴用之以回薄厥[1]。

次男元犀按：生附子、干姜，彻上彻下，开辟群阴，迎阳归舍，交接十二经，为斩旗夺关之良将[2]。而以甘草主之者，从容筹划，自有将将之能也。

● 葛根汤

治太阳病项背几几，无汗恶风者。又治太阳与阳明合病，必自下利，此方主之。

---

[1]薄厥：古病名，出《素问·生气通天论》，原指阳气亢盛之厥逆。这里指厥阴病大汗、大下利后，阳气衰微，四肢厥冷的证候。

[2]旗（qí 旗）：一种有铃的旗。通"旗"。

葛根四两　麻黄三两，去节　甘草二两，炙　芍药二两　桂枝二两　生姜三两　大枣十二枚

上七味，㕮咀，以水一斗，先煮葛根、麻黄，减二升，去上沫，纳诸药，煮取三升，去滓。温服一升，覆取微似汗，不须啜粥。余如桂枝法将息及禁忌。

歌曰　四两葛根三两麻，枣枚十二效堪嘉，

　　　　桂甘芍二姜三两，无汗憎风项背几几太阳病下利太阳阳明合病夸。

蔚按：第二方桂枝加葛根汤与此汤，俱治太阳经输之病。太阳之经输在背。《经云》：邪入于输，腰脊乃强。师于二方皆云治项背几几，几几者，小鸟羽短，欲飞不能飞，而伸颈之象也。但前方治汗出，是邪从肌腠而入输，故主桂枝；此方治无汗，是邪从肤表而入输，故主麻黄。然邪既入输，肌腠亦病，方中取桂枝汤全方加葛根、麻黄，亦肌表两解之治，与桂枝二麻黄一汤同意，而用却不同。微乎微乎[1]！葛根性用解见第二方。

张令韶曰：太阳与阳明合病，必自下利者，太阳主开，阳明主阖[2]。今太阳合于阳明，不从太阳之开，而从阳明之阖，病阖反开，故必自下利。下利者，气下而不上也。葛根之性，延蔓上腾，气腾于上，利自止矣。

● 葛根加半夏汤

治太阳与阳明合病，不下利，但呕者[3]，此方主之。

葛根汤原方，加半夏，半升，洗[4]。煎服同前。

---

〔1〕微乎微乎：形容词，"微妙啊"之意。
〔2〕阖：为"合"的异体字。开、阖、枢的理论见于《灵枢·根结篇》。
〔3〕但：范围副词。相当于"只""仅"。
〔4〕升：原书作"斤"，当是"升"，显系笔误，径改。

歌曰 二阳太阳与阳明合病下利葛根夸，不利旋看呕逆嗟，

　　　　须取原方照分两，半夏半升洗来加。

张令韶曰：不下利但呕者，太阳之气仍欲上达而从开也。因其势而开之，故加半夏以宣通逆气。

● 葛根黄芩黄连汤

治太阳病桂枝证，医反下之，利遂不止。脉促者，表未解也。喘而汗出者，此汤主之。

葛根半斤　甘草二两　黄芩二两　黄连二两

上四味，以水八升，先煮葛根，减二升。纳诸药，煮取二升，去滓，分温再服。

歌曰 二两黄芩二两甘，葛根八两《论》中谈，

　　　　喘而汗出脉兼促，误下风邪利不堪。

　　　　一本黄连三两。

蔚按：太阳桂枝证而反下之，邪由肌腠而内陷于中土，故下利不止。脉促与喘汗者，内陷之邪欲从肌腠外出而不能出。涌于脉道，如疾行而蹶为脉促[1]；涌于华盖[2]，肺主气而上喘，肺主皮毛而汗出。方主葛根，从里以达于表，从下以腾于上。辅以芩、连之苦，苦以坚之，坚毛窍而止汗，坚肠胃以止泻。又辅以甘草之甘，妙得甘苦相合，与人参同味而同功，所以辅中土而调脉道。真神方也。许宏《方议》云[3]：此方亦能治阳明大热下利者，又能治嗜酒之人热喘者，取用不穷也。

---

〔1〕蹶（jué 决）：突然失足跌倒。

〔2〕华盖：原指古代彩色的车盖或伞，取喻肺居脏腑的最高位，故名。《灵枢·九针论》："肺者，五脏六腑之盖也。"《难经·三十二难》虞注："肺为华盖。"

〔3〕许宏：名宏，字宗道（1341—1421），建安（今福建建瓯）人，明代医家，幼年习儒，后学医，撰编《金镜内台方议》，晚年搜集有效验方，又编成《湖海奇方》一书。

蔚按：金桂峰之女患痢，身热如焚，法在不治。余断其身热为表邪，用人参败毒散，继服此方，全愈。益信长沙方之取用不穷也。

● 麻黄汤

治太阳病头疼发热，身疼腰痛，骨节疼痛，恶寒无汗而喘者。此方主之。

麻黄三两，去节　桂枝二两，去皮　杏仁七十个，去皮尖　甘草一两，炙

上四味，以水九升，先煮麻黄减二升，去上沫，纳诸药，煮取二升半，去滓。温服八合，覆取微似汗[1]，不须啜粥。余如桂枝法将息。

按：今医不读《神农本草经》，耳食庸医唾余[2]，谓麻黄难用，而不知气味轻清，视羌、独、荆、防、姜、葱[3]较见纯粹。学者不可信俗方而疑经方也[4]。

歌曰　七十杏仁三两麻，一甘二桂效堪夸，

喘而无汗头身痛，温覆休教粥到牙。

蔚按：以上俱言桂枝证，至此方言麻黄证也。方下所列各证，皆兼经气而言。何谓"经"？《内经》云：太阳之脉，上连风府，上头项，挟脊，抵腰，至足，循身之背是也。何谓"气"？《内经》云：太阳之上，寒气主之[5]。又云：三焦膀胱者，腠理毫毛其应。是太阳之气主周身之表而主外也。桂枝证病在肌腠，肌腠实则肤表虚，故以自汗为提纲；此证病在肤表，邪在肤表则肤表实，故以无汗为提纲。无汗则表气不通，故喘；痛而曰疼，痛之甚也。

〔1〕覆取微似汗：覆，覆盖；取，达到。整句意思是：覆盖衣被达到微似汗出即可。
〔2〕耳食庸医唾余：食，当作"听闻"解；唾，口水也。这里是指耳闻庸医残余的言论。
〔3〕视：有"相对""比较"之义。
〔4〕经方：《内经》十二方为经方。这里所称"经方"，专指张仲景《伤寒论》《金匮要略》的方剂。
〔5〕寒气：这里的"寒气"，并非六淫之气，而是指太阳寒水之气。足太阳膀胱与肾相表里，肾主水属寒，故称太阳为寒水之气或寒水之经。

此经与气并伤，视桂枝证较重，故以麻黄大开皮毛为君，以杏仁利气，甘草和中，桂枝从肌以达表为辅佐。覆取似汗而不啜粥，恐其逗留麻黄之性，发汗太过也。

● 大青龙汤

治太阳中风，脉浮紧，发热恶寒，身疼痛，不汗出而烦躁者，此方主之。

麻黄六两，去节　桂枝二两，去皮　甘草二两，炙　杏仁五十枚，一本，四十枚　石膏如鸡子大，碎　生姜一两　大枣十二枚

上七味，以水九升，先煮麻黄减二升，去上沫。纳诸药，煮取三升，去滓。温服一升，取微似汗。汗出多者，温粉扑之。一服汗者，停后服。从张氏，节去三句[1]。

歌曰　二两桂甘三两姜，膏如鸡子六麻黄，

枣枚十二五十杏，无汗烦而且躁方。

一本，杏仁四十枚，甘草三两。许宏《方议》云：温粉者，只用白术、藁本、川芎、白芷各一两，米粉三两，为细末，扑其身则汗止。

蔚按：太阳底面便是少阴。少阴证本无汗，而烦躁证少阴与太阳俱有之。若太阳中风脉浮，为肌病有欲汗之势，紧为表实，仍不得有汗，是肌与表兼病也。发热为太阳之标病，恶寒为太阳之本病，是标与本俱病也。太阳之气主周身之毫毛，太阳之经挟脊抵腰，身疼痛是经与气并病也。风为阳邪，病甚而汗不出，阳邪内扰，不可认为少阴之烦躁，以致议温有四逆汤，议寒有黄连阿胶汤之误。只用麻黄汤以发表，桂枝汤以解肌，而标本经气之治法俱在其中。去芍药者，恶其苦降，恐引邪陷入少阴也。加石膏者，取其质重性寒，纹理似肌，辛甘发散，能使汗为热隔之症，透达而解，如龙能行云而致雨也。更妙在倍用麻黄，挟石膏之寒尽行于外而发汗，不留于内而寒中。方之所以

---

[1] 从张氏，节去三句：张氏，即张令韶。所节去的三句，是赵开美本中的"若复服，汗多亡阳，遂虚，恶风烦躁、不得眠也"。

入神也。下节言脉即不紧而缓，身即不疼而但重且有轻时，虽无若上节之甚，而无汗与烦躁，审非少阴证，亦可以此汤发之。《论》云：无少阴证者[1]，此"者"字，承上节不汗出而烦躁言也。

● 小青龙汤

治伤寒表不解，心下有水气，干呕发热而渴，或咳，或利，或噎[2]，或小便不利、少腹满，或喘，此方主之。

麻黄三两　芍药三两　细辛三两　干姜三两　甘草三两　桂枝三两　半夏半升　五味子半升

上八味，以水一斗，先煮麻黄减二升，去上沫。纳诸药，煮取三升，去渣。温服一升。若微利者，去麻黄，加荛花如鸡子大，熬令赤色；若渴者，去半夏，加栝蒌根三两；若噎者，去麻黄，加附子一枚（炮）；若小便不利、小腹满，去麻黄，加茯苓四两；若喘者，去麻黄，加杏仁半升。

歌曰　桂麻姜芍草辛三，夏味半升记要谙[3]，

　　　　表不解兮心下水，咳而发热句中探。

柯韵伯云[4]：心下为火位，水火相射，则水气之变幻不可拘。如上而不下，则或噎或喘；下而不上，则或渴或利；留于肠胃，则小便不利而小腹因满矣。惟发热而渴是为水证。

加减**歌曰**　若渴去夏取蒌根，三两加来功亦壮，

　　　　微利去麻加荛花，吴云：此味不常用，以茯苓代之。

　　　　熬赤取如鸡子样。

---

〔1〕证：原书作"症"，据《伤寒论》条文径改。

〔2〕噎（yē 耶）：指咽喉有气逆阻塞的感觉。

〔3〕谙（ān 庵）：熟悉，明白。

〔4〕柯韵伯：名琴，字韵伯，号似峰。浙江慈溪人，清代著名医家。对《伤寒论》很有研究，撰有《伤寒论注》《伤寒论翼》《伤寒附翼》，三书合成《伤寒来苏集》，是伤寒学派较杰出的一家。

若噎去麻炮附加，只用一枚功莫上；

麻去再加四两苓，能除尿短小腹胀；

若喘除麻加杏仁，须去皮尖半升量。

蔚按：此寒伤太阳之表不解，而动其里水也。麻、桂从太阳以祛表邪，细辛入少阴而行里水，干姜散胸前之满，半夏降上逆之气，合五味之酸、芍药之苦，取酸苦涌泄而下行。既欲下行，而仍用甘草以缓之者，令药性不暴，则药力周到，能入邪气水饮互结之处而攻之。凡无形之邪气从肌表出，有形之水饮从水道出，而邪气、水饮一并廓清矣[1]。喻嘉言云：方名小青龙者，取其翻波逐浪以归江海，不欲其兴云升天而为淫雨之意。若泥麻黄过散减去不用，则不成其为龙，将何恃以翻波逐浪乎[2]？

● 桂枝加厚朴杏仁汤

治太阳病下之微喘者，表未解也。

桂枝三两　甘草二两　芍药三两　大枣十二枚　杏仁五十枚　厚朴二两，炙，去皮　生姜三两，切

上七味，以水七升，微火煮取三升，去滓，温服一升，覆取微似汗。

歌曰　下后喘生桂枝证下之微喘。及喘家，素有喘，名喘家。桂枝汤外更须加，朴加二两五十杏，此法微茫未有涯[3]。

参太阳病，有在表在外之不同，以皮肤为表，肌腠为外也。太阳表病未解而下之，气不因下而内陷仍在于表，不能宣发而微喘。用桂枝汤从肌而托之于表，加厚朴以宽之、杏仁以降之，表解而喘平矣。与太阳病下之后，其气上冲者，可与桂枝汤参看。

---

〔1〕廓清：扫荡无遗之谓。

〔2〕何恃：疑问代词宾语前置，即恃何，"凭什么"或"靠什么"之意。

〔3〕微茫：微妙而深广之义。

● 干姜附子汤

治下之后复发汗，昼日烦躁不得眠，夜安静，不渴不呕，无表证，脉沉微，身无大热者，此方主之。

干姜一两　附子一枚，生用，去皮，破八片

上二味，以水五升，煮取一升，去滓。顿服[1]。

歌曰　生附一枚一两姜，昼间烦躁夜安常，

　　　　脉微无表身无热，幸藉残阳未尽亡。

蔚按：太阳底面便是少阴。太阳证误下之，则少阴之阳既虚；又发其汗，则一线之阳难以自主。阳王于昼，阳虚欲援同气之救助而不可得，故烦躁不得眠；阴王于夜，阳虚必俯首不敢争，故夜则安静。又申之曰[2]：不呕不渴，脉沉微，无表证，身无大热，辨其烦躁绝非外邪，而为少阴阳虚之的证也[3]。证既的，则以回阳之姜、附顿服。何疑?

● 桂枝加芍药生姜人参新加汤

治发汗后，身疼痛，脉沉迟者。

桂枝三两　芍药四两　甘草二两，炙　人参三两　大枣十二枚　生姜四两

上六味，以水一斗二升，微火煮取三升，去滓。分温服一升。余如桂枝汤法。按：《内台》云：白水煎，通口服，不必取汗。此说可存。

歌曰　汗后身疼脉反沉，新加方法轶医林[4]，

　　　　方中姜芍还增一，三两人参义蕴深。

---

〔1〕顿服：顿，表次数。顿服，即一次性服下。

〔2〕申：表明、表白，有更进一层的含义。

〔3〕的证："的"者，确之谓。的证即确证。

〔4〕轶：同"逸"，流传。

蔚按：此言太阳证发汗后，邪已净而营虚也。身疼痛证虽似外邪，而血虚不能养营者必痛也。师恐人之误认为邪，故复申之曰脉沉迟，以脉沉者病不在表，迟者血虚无以营脉也。方用桂枝汤取其专行营分，加人参以滋补血液生始之源，加生姜以通血脉循行之滞，加芍药之苦平，欲领姜、桂之辛，不走于肌腠而作汗，潜行于经脉而定痛也。曰新加者，言邪盛忌用人参，今因邪净而新加之。注家谓有余邪者，误也。

● 麻黄杏仁甘草石膏汤

治发汗后，不可更行桂枝汤，若汗出而喘，无大热者，此汤主之。下后同。

麻黄四两，去节　杏仁五十枚　甘草二两，炙　石膏半斤

上四味，以水七升，先煮麻黄，去上沫。纳诸药，煮取二升，去滓。温服一升。

歌曰　四两麻黄八两膏，二甘五十杏同熬，

　　　　须知禁桂为阳盛，喘汗全凭热势操。

男元犀按：此借治风温之病。《论》曰：太阳病发热而渴、不恶寒者为温病，若发汗已、身灼热者名风温一节，未出其方，此处补之。其文略异，其实互相发明。不然，汗后病不解，正宜桂枝汤，曰不可更行者，知阳盛于内也。汗出而喘者，阳盛于内，火气外越而汗出，火气上越而喘也。其云无大热，奈何？前论温病曰发热而渴、不恶寒者，邪从内出，得太阳之标热，无太阳之本寒也。今曰无大热，邪已蕴酿成热，热盛于内，以外热较之而转轻也。读书要得间[1]，不可死于句下，至于方解，柯韵伯最妙，宜熟读之。

柯韵伯曰：此方为温病之主剂。凡冬不藏精之人，热邪伏于脏腑，至春风解冻，伏邪自内而出。法当乘其势而汗之，热随汗解矣。此证头项强痛与伤寒尽同，惟不恶寒而渴以别之。证系有热无寒，故于麻黄汤去桂易石膏，

---

〔1〕得间（jiàn 见）：就是得法、得诀之意。

以解表里俱热之证。岐伯所云未满三日可汗而已者，此法是也。此病得于寒时，而发于风令，故又名曰风温。其脉阴阳俱浮，其证自汗身重。盖阳浮则强于卫外而闭气，故身重，当用麻黄开表以逐邪；阴浮不能藏精而汗出，当用石膏镇阴以清火；表里俱热，则中气不运，升降不得自如，故多眠鼻鼾，语言难出，当用杏仁、甘草以调气。此方备升降轻重之性，足以当之，若攻下、火熏等法，此粗工促病之术也。盖内蕴之火邪与外感之余热，治不同法。是方温病初起[1]，可用以解表清里，汗后可复用以平内热之猖狂，下后可复用以彻伏邪之留恋，与风寒不解用桂枝汤同法。例云：桂枝下咽，阳盛则毙。特开此凉解一法，为大青龙汤之变局、白虎汤之先著也。然此证但热无寒，用青龙则不宜姜、桂，恐脉流薄疾[2]、斑黄狂乱作矣[3]；此证但热不虚，用白虎则不宜参、米，恐食入于阴则长气于阳，谵语腹胀矣。此为解表之剂，若无喘、鼾、语言难出等证，则又白虎之证治矣。凡治温病表里之实用此汤；治温病表里之虚用白虎加参、米，相须相济者也。若葛根黄芩黄连汤，则治痢而不治喘，要知温病下后，无利不止证，葛根黄连之燥，非治温药[4]。且麻黄专于外达，与葛根之和中发表不同；石膏甘润，与黄连之苦燥悬殊。同是凉解表里，同是汗出而喘，而用药有毫厘之辨矣。

● 桂枝甘草汤

治发汗过多，其人叉手自冒心[5]，心下悸欲得按者，此方主之。

桂枝四两　甘草二两，炙

上二味，以水三升，煮取一升，去滓。顿服。

---

〔1〕是：指示代词，作"这"解。
〔2〕薄：同"迫"，迫急义。
〔3〕斑黄狂乱：指发斑、发黄、发狂、躁乱等实热的症状。
〔4〕温：这里泛指"温热病"。
〔5〕叉手自冒心：两手交叉，按压心胸部。

歌曰　桂枝炙草取甘温，四桂二甘药不烦[1]，

又手冒心虚已极，汗多亡液究根源。

张令韶曰：此发汗多而伤其心气也。汗为心液，汗出过多，则心液空而喜按，故用桂枝以保心气，甘草助中土以防水逆，不令肾气乘心。

● 茯苓桂枝甘草大枣汤

治发汗后，其人脐下悸者，欲作奔豚[2]，此方主之。

茯苓半斤　桂枝四两　甘草四两，炙　大枣十五枚

上四味，以甘澜水一斗[3]，先煮茯苓减二升。纳诸药，煮取三升，去滓。温服一升。日三服。

作甘澜水法：取水一斗，置在盆内，以杓扬之，水上有珠子五六千颗相逐，取用之。

歌曰　八两茯苓四桂枝，炙甘四两悸堪治，

枣推十五扶中土，煮取甘澜两度施。

程知本甘草二两。

蔚按：此治发汗而伤其肾气也。桂枝保心气于上，茯苓安肾气于下，二物皆能化太阳之水气。甘草、大枣补中土而制水邪之溢，甘澜水速诸药下行。此心悸欲作奔豚，图于未事之神方也[4]。

● 厚朴生姜甘草半夏人参汤

治发汗后，腹胀满，此方主之。

厚朴半斤，炙，去皮　生姜半斤　半夏半斤，洗　甘草二两　人参一两

---

〔1〕烦：作形容词"繁多""烦琐"解。

〔2〕奔豚（tún 屯）：豚，为小猪。奔豚，即乱奔的小猪。此借喻心悸的症状。

〔3〕甘澜水：又称劳水。

〔4〕未事：未然之事。指欲作奔豚而先心悸的先兆症状。

上五味，以水一斗，煮取三升，去滓。温服一升。日三服。

歌曰 厚朴半斤姜半斤，一参二草亦须分，

半升夏最除虚满，汗后调和法出群。

张令韶曰：此治发汗而伤脾气。汗乃中焦水谷之津，汗后亡津液而脾气虚，脾虚则不能转输而胀满矣。夫天气不降，地气不升，则为胀满。厚朴色赤性温而味苦泄，助天气之下降也；半夏感一阴而生^[1]，能启达阴气，助地气之上升也；生姜宣通滞气；甘草、人参所以补中而滋生津液者也。津液足而上下交，则胀满自消矣。

● 茯苓桂枝白术甘草汤

治伤寒若吐若下后，心下逆满，气上冲胸，起则头眩，脉沉紧，发汗则动经，身为振摇者，此方主之。

茯苓四两 桂枝三两^[2] 白术二两 甘草二两，炙

上四味，以水六升，煮取三升，去滓。分温三服。

歌曰 病因吐下气冲胸，起则头眩身振从，

茯四桂三术草二，温中降逆效从容。

张令韶曰：此治吐下后而伤肝气也。心下逆满者，心下为脾之部位。脾主中焦水谷之津，吐下以伤其津，遂致脾虚而为满，脾虚而肝气乘之，故逆满也。气上冲胸等句，皆言肝病之本脉本证。方中只用桂枝一味以治肝，其余白术、茯苓、甘草，皆补脾之药，最为得法。即《金匮》所谓"知肝之病，当先实脾"是也。

---

〔1〕半夏感一阴而生：王好古注"半夏"云，辛温苦降，阳中阴也。入足阳明、太阴、少阴三经。李时珍曰："《礼记·月令》曰'五月半夏生'，盖生当夏半也，故名。"从季节论，冬至一阳生，夏至一阴生，半夏逢夏而生，故曰"感一阴而生"。

〔2〕三两：原书三两作"二两"，参赵开美本"三两"，以及歌诀中"茯四桂三"句来看，"二两"显系刊误，径改。

● 芍药甘草附子汤

治发汗病不解，反恶寒者，虚故也，此汤主之。

芍药三两　甘草三两，炙　附子一枚，炮，去皮，切八片

以上三味，以水五升，煮取一升五合，去滓，温服。

歌曰　一枚附子胜灵丹，甘芍平行三两看[1]，

　　　　汗后恶寒虚故也，经方秘旨孰能攒[2]。

男元犀按：各家以此证为发汗虚其表阳之气，似是而非。于"病不解"三字说不去，且"虚故也"三字亦无来历。盖太阳之邪，法从汗解，汗而不解，余邪未净，或复烦发热，或如疟状。亦有大汗亡阳明之阳，用白虎加人参法；亡少阴之阳，用真武四逆法，《论》有明训也。今但云不解，可知病未退而亦未加也。恶寒而曰"反"者，奈何？谓前此无恶寒证，因发汗而反增此一证也。恶寒若系阳虚，四逆辈犹恐不及，竟以三两之芍药为主，并无姜、桂以佐之，岂不虑恋阴以扑灭残阳乎？师恐人因其病不解而再行发汗，又恐因其恶寒而径用姜、附，故特切示曰"虚故也"。言其所以不解，所以恶寒，皆阴阳素虚之故，补虚自足以胜邪，不必他顾也。方中芍药、甘草，苦甘以补阴；附子、甘草，辛甘以补阳；附子性猛，得甘草而缓；芍药性寒，得附子而和；且芍、草多而附子少，皆调剂之妙。此阴阳双补之良方也。《论》中言虚者，间于节中偶露一二语，单言虚而出补虚之方者只一节。学者当从此隅反之[3]。

---

〔1〕看：应读平声（kān 堪），不读去声（kàn 瞰）。

〔2〕攒（cuán 篡）：通"钻"。

〔3〕隅反：一隅三反的缩语，隅，边角之谓，出《论语·述而》。

● 茯苓四逆汤

治发汗，若下之，病仍不解，烦躁者，此方主之。

茯苓四两，一本，六两 人参一两 附子一枚，生用 甘草二两，炙 干姜一两半

上五味，以水五升，煮取三升，去滓。温服七合。日三服。

歌曰 生附一枚两半姜，二甘六茯一参尝，

汗伤心液下伤肾，肾躁心烦得媾水火交媾则烦躁定矣。昌[1]。

张令韶曰：此汗、下而虚其少阴水火之气也。汗下之后，心肾之精液两虚，以致病仍不解，阴阳水火离隔而烦躁也。烦者，阳不得通阴也；躁者，阴不得遇阳也。茯苓、人参，助心主以止阳烦，四逆补肾脏以定阴躁。

● 五苓散

治发汗后，烦渴欲饮水者主之。

猪苓十八铢 泽泻一两六铢 白术十八铢 茯苓十八铢 桂枝半两，去皮

上五味，捣为末。以白饮和服方寸匕[2]。日三服。多饮暖水。汗出愈。

《内台》：茯苓、猪苓、白术各一两，泽泻二两，桂枝半两，为末。

歌曰 猪术茯苓十八铢，泽宜一两六铢符，

桂枝半两磨调服，暖水频吞汗出苏。

魏念庭云[3]：设非用散而用煎，则内外迎拒，药且不下，又何能多服暖水不吐乎？

---

〔1〕媾（gòu 购）："和"之义。

〔2〕白饮：即米汤。 方寸匕：古代食具之一。曲柄浅斗，状如现在的羹、匙。

〔3〕魏念庭：名荔彤，字念庭，一字赓虞，号怀舫。柏乡（今河北邢台柏乡县）人，清代医家。幼读儒书，通天文历算，兼通医术，撰《伤寒论本义》《金匮要略本义》等书，对仲景之学有所发挥。

次男元犀按：苓者，令也。化气而通行津液，号令之主也。猪苓、茯苓、泽泻，皆化气之品，有白术从脾以转输之，则气化而水行矣。然表里之邪，不能因水利而两解，故必加桂枝以解之。作散以散之，多服暖水以助之，使水津四布，上滋心肺，外达皮毛，微汗一出，而表里之烦热两蠲矣[1]。白饮和服，亦即桂枝汤啜粥之义也。

● 茯苓甘草汤

治伤寒，汗出而渴者，五苓散主之；不渴者，此方主之。

茯苓一两　桂枝一两　甘草一两　生姜三两

上四味，以水四升，煮取三升，去滓。分温三服。

歌曰　汗多不渴此方求，又治伤寒厥悸忧，

　　　　二桂一甘三姜茯，须知水汗共源流。

蔚按：此承上，服五苓散，多饮暖水以出汗。人知五苓之用在汗，而不知五苓之证在渴也。五苓证之渴，为脾不转输，非关胃燥。推而言之，不输于上为渴，不输于中为水逆，不输于下为小便不利。虽有烦热之病，责在水津不能四布，故白术、桂枝之辛温不避也。《论》曰汗出而渴，可知中焦水谷之津发泄而伤脾，脾伤则不能输津而作渴，故取五苓散布散其水津。若不渴者，中焦之液未伤，只用茯苓甘草汤，取茯苓之利水[2]，俾肾水不沸腾而为汗[3]。

---

〔1〕蠲（juān 捐）：除去。
〔2〕取茯苓之利水：原书本句作"茯苓取之利水"，文句佶倔。疑为"取"与"茯苓"之倒，径翻成今句，以顺文理。
〔3〕俾（bì 闭）：有"祈使"义。

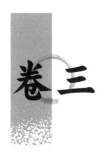

卷三

太 阳 方

● 栀子豉汤

治发汗吐下后，虚烦不得眠[1]，反复颠倒，心中懊憹者[2]。

栀子十四枚，生用，擘　香豉四合

上二味，以水四升，先煮栀子，得二升半。纳豉，煮取一升半，去滓。分为二服，温进一服。得吐者，止后服。从张本，删此二句[3]。

歌曰　山栀香豉治何为，烦恼难眠胸窒宜，

　　　　十四枚栀四合豉，先栀后豉法煎奇。

男元犀按：此方旧本有"得吐止后服"等字，故相传为涌吐之方。高明如柯韵伯，亦因其说。惟张隐菴、张令韶极辨其讹曰：瓜蒂散二条，本经必曰吐之；栀子汤六节，并不言一"吐"字。且吐下后虚烦，岂有复吐之理乎？此因瓜蒂散内用香豉二合，而误传之也。愚每用此方，服之不吐者多，亦或

---

〔1〕虚烦：指心烦由无形邪热所致。虚，非正气虚之谓。

〔2〕懊憹（ào nǎo 奥恼）：指虚烦之甚，自觉心中烦郁无奈、卧起不安的样子。

〔3〕删此二句：即删"得吐者，止后服"二句。

有时而吐。要之，吐与不吐，皆药力胜病之效也。其不吐者，所过者化，即雨露之用也；一服即吐者，战则必胜，即雷霆之用也。方非吐剂，而病间有因吐而愈者，所以为方之神妙。栀子色赤象心，味苦属火，性寒导火热之下行；豆形象肾，色黑入肾，制造为豉，轻浮引水液之上升。阴阳和，水火济，而烦热、懊恼、结痛等证俱解矣。原本列于《太阳》，主解烦，非吐剂，而有时亦能涌吐也。韵伯移入《阳明》，只知为吐剂，泄阳明之烦热。即此，为仁者见仁、知者见知也。

● 栀子甘草豉汤

治栀子豉汤证中，若少气者主之。

栀子十四枚　甘草二两，《内台》只用半两　香豉四合

上三味，以水四升，先煮栀子、甘草，取二升半。纳豉，煮取升半，去滓。分温二服。从张氏重订，下同。

● 栀子生姜豉汤

治栀子豉汤证中，若加呕者，此方主之。

栀子十四枚　生姜五两，《内台》只用一两　香豉四合

上三味，以水四升，先煮栀子、生姜，取二升半。纳豉，煮取升半[1]，去滓。分温二服。

歌曰　栀豉原方效可夸，气羸二两炙甘加[2]，

若加五两生姜入，专取生姜治呕家。

---

〔1〕先煮栀子……取升半：原书为"先煮生姜，取二升半，纳豉，煮取栀子升半"。
　　校之上方"栀子甘草豉汤"条中的煮服法，显系刊印时排列紊乱，径整。
〔2〕羸（léi 雷）：衰弱。

蔚按：栀豉解见上。汗吐下后，中气虚不能交通上下，故加甘草以补中；呕者，汗吐下后，胃阳已伤，中气不和而上逆，故加生姜暖胃、解秽而止逆也。

● 栀子厚朴汤

治伤寒下后，心烦腹满、卧起不安者，此方主之。

栀子十四枚　厚朴四两　枳实四枚，水浸，去瓤，炒[1]

以上三味，以水三升，煮取一升半，去滓。分温二服。本张氏重订。

歌曰　朴须四两枳四枚，十四山栀亦妙哉，

　　　　下后心烦还腹满，止烦泄满效兼该。

柯韵伯曰：心烦则难卧，腹满则难起。起卧不安是心移热于胃，与反复颠倒之虚烦不同。栀子治烦，枳、朴泄满，此两解心腹之妙剂也。

● 栀子干姜汤

治伤寒，医以丸药大下之，身热不去、微烦者主之。

栀子十四枚　干姜二两

上二味，以水三升半，煮取一升半，去滓。分二服，温进一服。从张氏，删去二句[2]。

歌曰　十四山栀二两姜，以丸误下救偏方，

　　　　微烦身热君须记，辛苦相须尽所长。

张令韶曰：栀子导阳热以下行，干姜温中土以上达，上下交而烦热止矣。

---

〔1〕四枚……炒：原书"枚"作"两"，且"炒"字在"水浸"之前。参赵本及原书歌诀，"两"显系"枚"之误，径改；"炒"应在水浸去瓤之后为妥，径移。

〔2〕删去二句：所删即"得吐者，止后服"二句。

附录家严新案[1]

嘉庆戊辰，吏部谢芝田先生令亲[2]，患头项强痛，身疼，心下满，小便不利。服表药，无汗反烦，六脉洪数。初诊疑为太阳阳明合病，谛思良久曰[3]：前病在无形之太阳，今病在有形之太阳也。但使有形之太阳小便一利，则所有病气，俱随无形之经气而汗解矣。用桂枝去桂加茯苓白术汤，一服遂瘥，惟夜间不寐。特告曰，此名虚烦，因辛热遗害。若用枣仁、远志、茯神等药，反招集其所遗而为孽，病必复作矣。用栀子豉汤，即愈。

嘉庆己巳季春[4]，曹扶谷明府，患头痛项强、恶寒等证，自差次回垣后[5]，更增出寒热往来、欲呕胸满等证。家严诊其脉数中见小，按之虚不应指。骇谓之曰：阳证见阴脉，法在不治，所幸者大小便如常，神识颇清，正虽虚而尚未溃。察其胸满欲呕、寒热往来之证，俱是病气欲从枢转之象，当乘机而利导之。遂令一日服小柴胡两剂，柴胡每剂八钱。次日再诊，以上诸证虽退，而心胸懊憹不安，语言错乱无次，实觉可忧。又诊其脉略缓，遂为之喜曰：邪从枢转而出，故寒热等证俱平；正为邪热所伤，故烦昏等证并见。此时须当救正，但"救正"二字，不读《伤寒》《金匮》，便以人参误事。立主用栀子豉汤，从离坎交媾处拨动神机[6]。服后停药，静候三日。值阳明主气之期，申酉为阳明正旺之时，戊癸相合自愈[7]。果如言应期而效。

---

〔1〕家严：对人称谓自己的父亲。

〔2〕令亲：令，是尊称。如令尊、令郎等。

〔3〕谛：仔细、认真。

〔4〕己巳季春：嘉庆十四年（1809年）为干支己巳年。季春，春季的最末一月。

〔5〕差（chāi 钗）次：差，差遣；次，次所。

〔6〕离坎：八卦方位名词。离位正南，主火；坎位正北，主水。这里指代心肾阴阳。

〔7〕戊癸：天干名。干支五行中，戊为土，癸为水。

● 真武汤

治太阳病发汗，汗出不解，其人仍发热，心下悸，头眩，身𣊬动[1]，振振欲擗地者[2]，此方主之。又治少阴病二三日不已[3]，至四五日，腹痛、小便不利、四肢疼痛沉重、自下利者，此为有水气，其人或咳，或小便自利，或呕者，此方主之。

茯苓三两　芍药三两　生姜三两　白术二两　附子一枚，炮

上五味，以水八升，煮取三升，去滓。温服七合。日三服。

歌曰　生姜芍茯数皆三，二两白术一附探，

　　　　便短咳频兼腹痛，驱寒镇水与君谈。

真武汤加减法：

加减歌曰　咳加五味要半升，干姜细辛一两具，一本，去生姜。

　　　　　　小便若利恐耗津，须去茯苓肾始固。

　　　　　　下利去芍加干姜，二两温中能守住；

　　　　　　若呕去附加生姜，足前须到半斤数。

张令韶曰：虚者不可汗，汗后病不解而变证也。真武者，镇水之神也。水性动，今动极不安，故亦以此镇之。茯苓松之余气，潜伏于根，故归伏心神而止悸；附子启下焦之生阳，上循于头而止眩；芍药滋养营血；生姜宣通经脉，而𣊬动自止。白术所以资中土而灌溉四旁者也。

罗东逸曰[4]：小青龙汤治表不解有水气，中外皆寒实之病也；真武汤

---

〔1〕身𣊬动：身体筋肉跳动。

〔2〕振振欲擗地：形容身体颤抖，站立不稳，有欲倒地之态。

〔3〕少阴病二三日：原书作"三四日"，据赵本《伤寒论》改。

〔4〕罗东逸：名美，字淡生，别字东美，号东逸。新安（今安徽歙县）人，清代医家。自幼酷嗜医学，钻读《内经》《难经》《伤寒论》诸书，撰有《古今名医汇粹》《古今名医方论》《内经博议》等书。

治表已解有水气，中外皆虚寒之病也。真武者，北方司水之神也。以之名汤者，藉以镇水之义也。夫人一身制水者脾也，主水者肾也。肾为胃关，聚水而从其类，倘肾中无阳，则脾之枢机虽运，而肾之关门不开，水即欲行，以无主制，故泛溢妄行而有是证也。用附子之辛热，壮肾之元阳，则水有所主矣；白术之温燥，建立中土，则水有所制矣；生姜之辛散，佐附子以补阳，于补水中寓散水之意；茯苓之淡渗，佐白术以建土，于制水中寓利水之道焉；而尤重在芍药之苦降，其旨甚微，盖人身阳根于阴，若徒以辛热补阳，不少佐以苦降之品，恐真阳飞越矣。芍药为春花之殿[1]，交夏而枯，用之以亟收散漫之阳气而归根[2]。下利减芍药者，以其苦降涌泄也；加干姜者，以其温中胜寒也。水寒伤肺则咳，加细辛、干姜者，胜水寒也；加五味子者，收肺气也。小便利者去茯苓，恐其过利伤肾也。呕者去附子加生姜，以其病非下焦，水停于胃，所以不须温肾以行水，祗当温胃以散水[3]，且生姜功能止呕也。

● 小柴胡汤

治少阳经发热，口苦耳聋，其脉弦者。又治太阳、阳明二经发热不退，寒热往来。

柴胡半斤　黄芩三两　人参三两　甘草三两　生姜三两　半夏半升，洗　大枣十二枚，擘

上七味，以水一斗二升，煮取六升，去滓。再煎，取三升。温服一升。日三服。

若胸中烦而不呕，去半夏、人参，加栝蒌实一枚。若渴者，去半夏，加人参合前成四两半、栝蒌根四两。若腹中痛者，去黄芩，加芍药三两。若

---

〔1〕芍药为春花之殿：顺序在最后的为"殿"。芍药之花开于春末三月，故曰"春花之殿"。

〔2〕亟：同"急"。

〔3〕祗：同"只"。

胁下痞鞕[1]，去大枣，加牡蛎四两。若心下悸、小便不利者，去黄芩，加茯苓四两。若不渴、外有微热者，去人参，加桂枝三两，温覆，取微汗愈。若咳者，去人参、大枣、生姜，加五味子半升、干姜二两[2]。

歌曰 柴胡八两少阳凭，枣十二枚夏半升，

　　　　三两姜参芩与草，去滓重煮有奇能。

张令韶曰：太阳之气，不能从胸出入，逆于胸胁之间，内干动于脏气，当识少阳之枢转而外出也。柴胡二月生苗，感一阳初生之气，香气直达云霄，又禀太阳之气，故能从少阳之枢以达太阳之气；半夏生当夏半，感一阴之气而生，启阴气之上升者也；黄芩气味苦寒，外实而内空腐，能解形身之外热；甘草、人参、大枣，助中焦之脾土，由中而达外；生姜所以发散宣通者也。此从内达外之方也。

愚按：原本列于《太阳》，以无论伤寒、中风，至五六日之间，经气一周，又当来复于太阳。往来寒热，为少阳之枢象。此能达太阳之气从枢以外出，非解少阳也。各家俱移入《少阳篇》，到底是后人识见浅处。

小柴胡加减法[3]：

加减歌曰 胸烦不呕除夏参，蒌实一枚应加煮。

　　　　　若渴除夏加人参，合前四两五钱与。

　　　　　蒌根清热且生津，再加四两功更钜[4]。

---

〔1〕鞕："硬"的异体字。

〔2〕加五味子半升、干姜二两：原书自"五味子"之下漏"半升、干姜二两"，据赵本径补。

〔3〕小柴胡加减法：原书此六字重出，特删其重者。原书张氏对小柴胡本方的汤解，以及陈氏"愚按"，均排在"小柴胡加减法"之后。据文章段落结构，将其移入"小柴胡汤"歌诀条下为妥。且在加减歌诀之后，又有张氏评语，为明晰段落，使其本方与加减方之间的歌诀评注隶属分明，读者能一目了然，故作此移动。谨申诸。

〔4〕钜：同"巨"。大也。

腹中痛者除黄芩，芍加三两对君语。

胁下痞鞕大枣除，牡蛎四两应生杵。

心下若悸尿不长，除芩加茯四两侣。

外有微热除人参，加桂三两汗休阻。

咳除参枣并生姜，加入干姜二两许。

五味半升法宜加，温肺散寒力莫御。

张令韶曰：太阳之气，不能从胸出入，逆于胸胁之间，虽不干动在内有形之脏真，而亦干动在外无形之脏气。然见一脏之证，不复更及他脏，故有七或证也。胸中烦者，邪气内侵君主，故去半夏之燥；不呕者，中胃和而不虚，故去人参之补，加栝蒌实之苦寒，导火热以下降也。渴者，阳明燥金气盛，故去半夏之辛，倍人参以生津，加栝蒌根引阴液以上升也。腹中痛者，邪干中土，故去黄芩之苦寒，加芍药以通脾络也。胁下痞鞕者，厥阴肝气不舒，故加牡蛎之纯牡，能破肝之牝脏[1]，其味咸能软坚，兼除胁下之痞；去大枣之甘缓，欲其行之捷也。心下悸、小便不利者，肾气上乘而积水在下，故去黄芩，恐苦寒以伤君火；加茯苓保心气以制水邪也。不渴、外有微热者，其病仍在太阳，故不必生液之人参，宜加解外之桂枝，覆取微汗也。咳者，形寒伤肺，肺气上逆，故加干姜之热以温肺，五味之敛以降逆；凡咳，皆去人参；长沙之秘旨，既有干姜之温，不用生姜之散；既用五味之敛，不用大枣之缓也。

---

〔1〕肝之牝（pìn 聘）脏：指雌阴之类。《灵枢》有"肝为牡脏"之说，张氏称曰"牝脏"，似是矛盾，实则各有所指。前者从肝用立论，后者就肝体而言。肝者体阴而用阳，今胁下痞硬，病在肝体，提示阴结已成。牡蛎者，能软坚而破阴结，取其"牡"字寓阳能攻阴之义，故曰"牝脏"。

● 小建中汤

治伤寒阳脉涩[1]，阴脉弦[2]，法当腹中急痛者，以此方主之。又，伤寒二三日，心中悸而烦者，此方主之。

芍药六两　桂枝三两　甘草二两　生姜三两　胶饴一升　大枣十二枚

上六味，以水七升，煮取三升，去滓。纳胶饴，更上微火消解。温服一升。日三服。呕家不可用建中，以甜故也。

歌曰　建中即是桂枝汤，倍芍加饴绝妙方，

　　　　饴取一升六两芍，悸烦腹痛有奇长。

程扶生曰：伤寒二三日，邪尚在表未及传里之时。悸则阳虚，烦则阴虚，故以芍药之苦以益阴，姜桂之辛以扶阳，而复用甘草、大枣之甘温缓其中，中既建，则邪不致入里矣。而姜、桂等又能托邪外出。此为阴阳两虚之人而立一养正驱邪法也。

张令韶曰：经隧之血脉，流行不息，今寒气入而稽迟之。入阳络则阳脉涩，入阴络则阴脉弦。法当腹中急痛，先与建中汤。以经隧之血脉，皆中胃之所生，更得小柴胡汤以转枢机，枢机利，则经隧之血脉通矣，通则不痛也。

蔚考：《金匮》黄芪建中汤有加减法，小建中汤无加减法，今查《内台方议》亦有加减，未知为年久脱简，抑或许氏新附与否，姑录之，以备参考。《方议》载：建中汤治虚痛者，加黄芪；治心痛者，加元胡索；治血虚者，加当归、芎䓖；治盗汗多者，加小麦、茯苓；治虚中生热，加柴胡、地骨皮。

---

〔1〕阳脉：指浮取。
〔2〕阴脉：指沉取。

● 大柴胡汤

治太阳病未解便传入阳明，大便不通，热实心烦，或寒热往来，其脉沉实者，以此方下之。

柴胡半斤　半夏半升　芍药三两　黄芩三两　生姜五两　枳实四枚，炙　大枣十二枚

上七味，以水一斗二升，煮取六升，去滓，再煎。温服一升。日三服。一方用大黄二两，若不加大黄，恐不为大柴胡汤也。按：此方原有两法，长沙并存其说而用之。

歌曰　八柴四枳五生姜，芩芍三分二大黄，

半夏半升十二枣，少阳实证下之良。

蔚按：凡太阳之气逆而内干，必藉少阳之枢转而外出者，仲景名为柴胡证。但小柴胡证心烦，或胸中烦，或心下悸，重在于胁下苦满；而大柴胡证不在胁下而在心下，曰心下急[1]，郁郁微烦，曰心下痞鞕，以此为别。小柴胡证曰喜呕，曰或胸中烦而不呕；而大柴胡证不独不呕，而且呕吐，不独喜呕，而且呕不止，又以此为别。所以然者，太阳之气不从枢外出，反从枢内入于君主之分，视小柴胡证颇深也。方用芍药、黄芩、枳实、大黄者，以病势内入，必取苦泄之品，以解在内之烦急也；又用柴胡、半夏，以启一阴一阳之气；生姜、大枣，以宣发中焦之气。盖病势虽已内入，而病情仍欲外达，故制此汤，还藉少阳之枢而外出，非若承气之上承热气也。汪讱菴[2]谓加减小柴胡、小承气而为一方，未免以庸俗见测之也。

---

〔1〕心下急：心下拘急疼痛。

〔2〕汪讱菴：名昂，字讱庵（1615—1695），安徽休宁人，明末清初医家。早年业儒，三十余岁时弃举子业而潜心医学，博览诸子经史及各家医籍，撰述较多，有《医方集解》《素问灵枢类纂约注》《汤头歌诀》《本草备要》等。

● 柴胡加芒硝汤

治伤寒十三日不解，胸胁满而呕，日晡所发潮热[1]，已而微利。此本柴胡证，下之而不得利，今反利者，知医以丸药下之，非其治也。潮热者实也。先宜小柴胡以解外，后以此汤主之。

柴胡二两六铢　半夏二十铢　黄芩一两　甘草一两　生姜一两　人参一两
大枣四枚　芒硝二两

上七味，以水四升，煮取二升，去滓。纳芒硝，更煮微沸。分温再服。
此药剂之最轻者。以今秤计之，约二两。分二服，则一服只一两耳。

歌曰　小柴分两照原方，二两芒硝后入良，

误下热来日晡所，补兼荡涤有奇长。

此歌照《内台》方。宋本《玉函经》，然当照成氏为妥[2]。

蔚按：小柴胡汤使太阳之气从枢外出，解见原方。兹云十三日[3]，经尽一周，既来复于太阳，当解而不能解，又交阳明主气之期，病气亦随经气而涉之。阳明主胸，少阳主胁。胸胁满而呕者，阳明之阖不得少阳之枢以外出也。日晡所者，申酉戌之际也[4]。阳病旺于申酉戌，故应其时而发潮热；热已微利者，阳明之气虽实，其奈为丸药所攻而下陷。陷者举之，用小柴胡汤以解外；解，寓升发之义，即所以举其陷而止其利也；又加芒硝者，取芒硝之咸寒以直通地道[5]，不用大黄之苦寒以犯中宫。盖阳明之气既伤，不宜再伤。师之不用大柴而用小柴，其义深矣。

---

〔1〕日晡所：指申时。下午三点至五点之间。潮热：发热如潮汛之定时，且有增高之势。
〔2〕成氏：指成无己。
〔3〕兹：同"此"。
〔4〕申酉戌：地支时辰名词。约午后三点至晚上九点之间。
〔5〕地道：这里指后阴。

● 桃仁承气汤

治太阳病不解，热结膀胱，其人如狂[1]，血自下者愈。其外不解者，尚未可攻，当先解外。外已解，但小腹急结[2]者，乃可攻之，宜此方主之。

桃仁五十个　大黄四两　甘草二两　桂枝二两　芒硝二两

上五味，以水七升，煮取二升，去滓。纳芒硝，更上火微沸，下火。先食，温服五合，日三服。当微利。

歌曰　五十桃仁四两黄，桂硝二两草同行，

膀胱热结如狂证，外解方攻用此汤。

蔚按：张令韶谓太阳有气有经，其气从胸而出，其经挟脊入循膂而内络膀胱。如病邪从胸胁而入，涉于阳明、少阳之分，则为小柴胡汤证；循背膂而入，自入于太阳之腑，则为桃仁承气汤证。太阳之腑曰膀胱，在小腹之间，为血海之所。膀胱有津液而无血，而与胞中之血海相连。热干之，阴不胜阳，则动胞中之血而自下，故其人如狂。然病起外邪，当先解外，必审其小腹急结，乃可攻之。急结者，其血有结欲通之象也。桃得阳春之生气，其仁微苦而涌泄，为行血之缓药；得大黄以推陈致新；得芒硝以清热消瘀[3]；得甘草以主持于中，俾诸药遂其左宜右有之势；桂枝用至二两者，注家以为兼解外邪，而不知辛能行气，气行而血乃行也。

男蔚按：《内经》曰，血在上喜忘，血在下如狂。

● 柴胡加龙骨牡蛎汤

治伤寒八九日，下之，胸胁满，烦惊，小便不利，谵语，一身尽重不可转侧者，此方主之。

---

[1]如狂：是神志错乱之义，较发狂为轻。
[2]小腹急结：小腹拘急或硬痛。
[3]得：原书作"以"，审上下文法结构，皆以"得……以"式排列，疑刊误，径改。

柴胡一两半　龙骨一两半　黄芩一两半　生姜一两半　人参一两半　茯苓一两半　铅丹一两半　牡蛎一两半　桂枝一两半　大枣六枚　大黄二两[1]　半夏一两半

上十二味，以水八升，煮取四升。纳大黄，更煮一二沸，去滓。温服一升。此分两照宋本《玉函经》及《内台》方。若《伤寒论》，柴胡则用四两，半夏二合。

歌曰　参芩龙牡桂丹铅，苓夏柴黄姜枣全，

　　　　枣六余皆一两半，大黄二两后同煎。

《内台方议》云：伤寒八九日，邪气错杂，表里未分。而误下之，则虚其里而伤其表。胸满而烦者，邪热客于胸中；惊者，心恶热而神不守也；小便不利者，里虚津液不行也；谵语者，胃热也；一身尽重、不可转侧者，阳气内荣于里不行于表也。故用柴胡为君，以通表里之邪而除胸胁满；以人参、半夏为臣辅之；加生姜、大枣而通其津液，加龙骨、牡蛎、铅丹收敛神气而镇惊，为佐；加茯苓以利小便而行津液；加大黄以逐胃热止谵语，加桂枝以行阳气而解身重错杂之邪，共为使。以此十一味之剂，共救伤寒坏逆之法也。

《伤寒论》共十二味，一本无黄芩，止十一味也。

● 桂枝去芍药加蜀漆牡蛎龙骨救逆汤

治伤寒脉浮，医以火迫劫之[2]，亡阳[3]，必惊狂，起卧不安者，此方主之。

桂枝三两　甘草二两　大枣十二枚　生姜三两　牡蛎熬，五两　龙骨四两　蜀漆三两，洗去腥

---

〔1〕二两：原书作"一两"，系笔误，径改。
〔2〕火迫劫之：用火法（如烧针、火熨之类）强使汗出。
〔3〕亡阳：这里是指亡心阳。

上为末，以水一斗二升，先煮蜀漆减二升，纳诸药，煮取三升，去滓。温服一升。一本，蜀漆四两。

歌曰 桂枝去芍已名汤，蜀漆还加龙牡藏，

　　　　五牡四龙三两漆，能疗火劫病惊狂。

张令韶曰：伤寒脉浮，病在阳也。太阳与君火相合而主神，心为阳中之太阳，医以火迫劫，亡阳，亡其君主之阳，非下焦生阳之阳[1]。心为火迫，则神气外浮，故为惊狂而不安。桂枝色赤入心，取之以保心气；佐以龙牡者，取水族之物以制火邪，取重镇之品以治浮越也。芍药苦平，非亡阳所宜，故去之。蜀漆取通泄阳气，故先煮之。神气生于中焦水谷之精，故用甘草、大枣、生姜，以资助中焦之气也。病在阳，复以火劫，此为逆也，故曰救逆。

● 桂枝加桂汤

治烧针令其汗，针处被寒，核起而赤者，必发奔豚，气从小腹上冲心，灸其核上各一壮[2]，与此方主之。

桂枝五两　芍药三两　生姜三两　甘草二两　大枣十二枚

上五味，以水七升，煮取三升，去滓。温服一升。按本论云：与桂枝加桂汤，更加桂二两。而不知原用三两，更加二两，即名此汤。非于五两之外更加也。

歌曰 气从脐逆号奔豚，汗为烧针启病源，

　　　　只取桂枝汤本味，再加二两桂枝论。

蔚按：少阴上火而下水[3]，太阳病以烧针令其汗，汗多伤心，火衰而水乘之，故发奔豚。用桂枝加桂，使桂枝得尽其量，上能保少阴之火脏，下

---

〔1〕生阳：指五脏相生而传，得其生气，故名。这里指下焦肾命之阳。

〔2〕灸其核上各一壮：核，指针刺部位所发生的红肿。一壮，指一枚由艾绒作成的小圆锥体，即红肿处各灸一艾炷。

〔3〕少阴上火而下水：心之与肾，一属手少阴，一属足少阴。手少阴心在上，主火；足少阴肾在下，主水，故言少阴上火而下水。

能温少阴之水脏，一物而两扼其要也。核起而赤者，针处被寒，灸以除其外寒，并以助其心火也。

● 桂枝甘草龙骨牡蛎汤

治火逆下之[1]，因烧针烦躁者[2]，此汤主之。

桂枝一两　甘草二两　龙骨二两　牡蛎二两

上为末，以水五升，煮取一升半，去滓。温服八合。日三服[3]。

歌曰　二甘一桂不雷同，龙牡均行二两通，

　　　　火逆下之烦躁起，交通上下取诸中。

蔚按：太阳病因烧针而为火逆者多。今人不用烧针而每有火逆之证者，炮姜、桂、附、荆、防、羌、独之类，逼其逆也。火逆则阳亢于上，若剧下之，则阴陷于下。阳亢于上，不能遇阴而烦；阴陷于下，不得遇阳而躁。故取龙、牡水族之物，抑亢阳以下交于阴；取桂枝辛温之品，启阴气以上交于阳。最妙在甘草之多，资助中焦，使上下阴阳之气交通于中，而烦躁自平也。

● 抵当汤

治太阳病热在下焦，小腹鞕满，下血乃愈。所以然者，以太阳随经，瘀热在里故也[4]，此汤主之。

虻虫三十个，去足翅，熬　水蛭三十个，熬　大黄三两，酒洗　桃仁三十个

上四味，锉如麻豆，以水五升，煮取三升，去滓。温服一升，不下，再服。

---

〔1〕火逆：误用火疗所发生的逆变之证。

〔2〕烧针：即温针。

〔3〕日三服：原书温服八合以下缺"日三服"三字，今据赵本《伤寒论》补入。

〔4〕以太阳随经，瘀热在里故也：指外感之邪，循太阳经脉深入于里。

歌曰 大黄三两抵当汤，里指任冲不指胱，

虻蛭桃仁各三十，攻其血下定其狂。

张令韶曰：太阳有经与气之分，亦有外与表之别。桃仁承气证热结膀胱，乃太阳肌腠之邪从背脊而下结于膀胱，故曰"外不解者，尚不可攻"，肌腠为外也。抵当证瘀热在里，乃太阳肤表之邪，从胸中而下结于小腹，表气通于胸，故曰"表证仍在，反不结胸"，皮毛为表也。盖太阳之气，从胸而出，入太阳之经，从背脊而下络膀胱。经病，外邪从背而入结于膀胱者，详于桃仁承气汤方注；而气病，表邪从胸而入不涉于膀胱，故不曰"热结膀胱"，而曰"反不结胸，热在下焦"。盖下焦即胞中[1]，冲、任二脉之所起也。冲脉起于气冲[2]，任脉起于中极之下[3]，以上毛际，亦居小腹。故前章曰"小腹急结"，此章曰"小腹鞕满"。急结者，急欲下通之象，不必攻之，故曰"下者愈"，只用桃仁承气汤足矣；此曰"鞕满"，全无下通之势，故不曰"血自下"，而曰"下血乃愈"，言必攻而始下也，非抵当不可。二证之分别如此。

又曰：太阳病六七日，正当太阳主气之期，表证仍在，脉当浮。今微而沉者，气随经络沉而内薄也。内薄于胸当结胸，今反不结胸者，知表邪从胸而下入于阴分。阴不胜阳，故发狂；热在下焦，故小腹鞕满；鞕满而小便自利，便知其不在无形之气分，而在有形之血分也。方用虻虫、水蛭，一飞一潜，吮血之物也。在上之热随经而入，飞者抵之；在下之血为热所瘀，潜者当之。配桃核之仁、将军之威[4]，一鼓而下，抵拒大敌。四物当之，故曰抵当。

---

〔1〕盖下焦：原书此三字在后文"起于气冲"之下，于文法不贯，疑刊误。今据主校本排列法，宜移在此处为妥。

〔2〕气冲：经穴名，位于少腹部之腹中。

〔3〕中极：经穴名，位于脐下四寸。

〔4〕将军：药物，大黄之别名，因其药性峻猛而得。

● 抵当丸

治伤寒有热，小腹满，应小便不利；今反利者，为有血也，当下之。

虻虫二十个，去翅足，熬　水蛭二十个，熬　桃仁三十五个　大黄三两

上四味，捣，分为四丸。以水一升煮一丸，取七合服，不可余药[1]。晬时当下血[2]。若不下者，更服。

歌曰　卅五桃仁三两黄，虻虫水蛭廿枚详，

　　　　捣丸四个煎宜一，有热尿长腹满尝。

陈修园曰：抵当之脉，浮取微而沉取结。按曰微而沉，非沉微也，故又以沉结申之。抵当之证，发狂，小腹鞕满，小便自利。其中又有发黄病，审其小便不利，为膀胱之气不化；小便自利，非膀胱之气不化，为下焦之瘀不行。以此方之难用，又不可不用，不得不重申其义也。然此为抵当汤、丸二证公共之辨法也。师又立抵当丸方法，著眼在"有热"二字，以热瘀于里而仍蒸于外，小腹又满，小便应不利而反自利，其证较重，而治之不可急剧，故变汤为丸，以和洽其气味，令其缓达病所。曰不可余药者，谓连滓服下，不可留余。庶少许胜多许，俟晬时下血[3]，病去而正亦无伤也。

● 大陷胸丸

治结胸证，项亦强，如柔痉状[4]，下之则和，此方主之。

大黄半斤　葶苈子半升，熬　杏仁半升，去皮尖，炒黑　芒硝半升

---

〔1〕不可余药：当解为不可用其他药治疗。

〔2〕晬时：即周时，二十四个小时。

〔3〕俟（sì 似）：等待。

〔4〕如柔痉状：痉，是项背强直，角弓反张的证候名称。有汗的叫柔痉，无汗的叫刚痉。

上四味，捣筛二味，次纳杏仁、芒硝，合研如脂，和散，取如弹丸一枚。别捣甘遂末一钱匕；白蜜二合，水二升，煮取一升。温，顿服之。一宿乃下；如不下，更服，取下为效。禁如药法。

歌曰 大陷胸丸法最超，半升葶苈杏硝调，

　　　　项强如痉君须记，八两大黄取急消。

蔚按：太阳之脉，上循头项；太阳之气，内出于胸膈，外达于皮毛。其治法宜从汗解，今应汗而反下之，则邪气因误下而结于胸膈之间，其正气亦随邪气而内结。不能外行于经脉，以致经输不利，而头项强急如柔痉反张之状。取大黄、芒硝，苦咸以泄火热，甘遂苦辛以攻水结。其用杏仁、葶苈奈何？以肺主皮毛，太阳亦主皮毛，肺气利而太阳之结气亦解也。其捣丸而又纳蜜奈何？欲峻药不急于下行，亦欲毒药不伤其肠胃也。

● 大陷胸汤

治大结胸证，脉沉而紧，心下痛，按之石鞕者[1]。

大黄六两　　芒硝一升　　甘遂一钱匕

上三味，以水六升，先煮大黄，取二升，去滓。纳芒硝，煮一两沸，纳甘遂末。温服一升，得快利，止后服。

歌曰 一钱甘遂一升硝，六两大黄力颇饶，

　　　　日晡潮热腹痛满，胸前结聚此方消。

蔚按：大黄、芒硝苦咸之品，借甘遂之毒，直达胸间之饮邪，不专荡胃中之邪秽也。汤与丸分者，丸恐下之太急，故连滓和蜜服之，使留中之邪从缓而下；汤恐下之不急，取三味之过而不留者，荡涤必尽也。陈亮斯曰：结胸者，结于胸中而连于心下也。身之有膈，所以遮上下也。膈能拒邪，则邪

---

〔1〕按之石鞕：这里指触诊按压时有明显的抵抗感，非其硬如石之谓。

但留于胸中；膈不能拒邪，则邪留胸而及于胃。胸胃俱病，乃成结胸。如胸有邪而胃未受邪，则为胸胁满之半表半里证；如胃受邪而胸不留，则为胃家实之阳明病。皆非结胸也。故必详辨分明，庶无差误。

● 小陷胸汤

治小结胸病，正在心下，按之则痛，脉浮滑者，主之。又治心下结痛，气喘闷者。

黄连一两　半夏半升，洗　栝蒌实大者一枚

上三味，以水六升，先煮栝蒌，取三升，去滓。纳诸药，煎取二升，去滓。分温三服。

歌曰　按而始痛病犹轻，与手不可近大结胸证迥别[1]，

　　　　脉结凝邪心下成，曰正在心下，上不至心，下不及小腹，与大结胸证又别。

　　　　夏取半升连一两，

　　　　栝蒌整个要先烹。

张令韶曰：气分无形之邪结于胸膈之间，以无形而化有形，故痛不可按而为大结胸证。结于胸中脉络之间，入于有形之经络，而仍归于无形，故正在心下，按之则痛，而为小结胸证。方用黄连以解心下之热，半夏以疏脉络之结，栝蒌延蔓似络，性寒凉而实下行，所以导心下脉络之结热从下而降也。若大结胸证亦用此汤，药不及病，多死。又曰：气，无形者也；经，有形者也。以无形之邪结于胸膈之内，故用大黄、甘遂辈，从有形之肠胃而解；结于脉络之间，又用黄连、半夏辈，从无形之气分而散。此经、气互相贯通之理。

〔1〕迥（jiǒng 窘）：大，远。

徐灵胎曰[1]：大承气所下者燥屎，大陷胸所下者蓄水，此所下者为黄涎。涎者轻于蓄水，而未成水者也。审证之精，用药之切如此。

● 文蛤散

治病在太阳，应以汗解之，反以冷水噀之者[2]。若灌之，热被劫不得出，弥更益烦、肉上粟起、欲饮水反不渴者，服文蛤散；若不瘥者，与五苓散；寒实结胸无热症者，与三物小陷胸汤，白散亦可服。

文蛤五两

上一味，为散，以沸汤和一方寸匕服。汤用五合。

歌曰　水噀原逾汗法门，太阳宜汗，而以水噀之。

肉中粟起水在皮肤。更增烦，热郁而不得去。

意中思水里有水。还无渴，水寒侵于肺。

文蛤磨调药不繁。

男元犀按：太阳病不发汗，而以水饮之，致在表之阳反退却于内而不得去。师取文蛤为散，味咸质燥[3]，以渗散其水气。若不瘥者，用五苓助其脾以转输之，俾仍从皮肤而散也。柯韵伯谓此等轻剂，恐难散湿热之重邪。《金匮要略》云：渴欲饮水不止者，文蛤散主之。又云：吐后，渴欲得水而贪饮者，文蛤汤主之，兼主微风脉紧头痛。审证用方，则彼用散而此则用汤为宜。附文蛤汤：文蛤五两，麻黄、甘草、生姜各三两，石膏五两，杏仁

---

〔1〕徐灵胎：名大椿（1693—1771），原名大业，字灵胎，号洄溪老人。江苏吴县（今苏州）人，清代著名医家。通天文、水利，工诗文，年轻学医，行医五十年，著有《难经经释》《医贯砭》《医学源流论》《伤寒类方》《慎疾刍言》《兰台轨范》《神农本草经百种录》等书。

〔2〕噀（xùn 逊）：嘴里喷水。

〔3〕燥：原书作"躁"，疑刊误，径改。

五十枚，大枣十二枚。水六升，煮取二升，温服一升，汗出即愈。

张令韶曰：前论内因之水结于胸胁，而为大陷胸汤证；此论外因之水入于皮肤，而肉中粟起，或为小结胸证。如水寒实于外，阳热却于内，而为虚寒结胸，无肌表之热证者，与小陷胸以解其内之热结，白散辛温，可以散水寒之气。总之，寒实于外，热结于内，或用苦寒以解内热，或用辛热以散外寒[1]。随时制宜，无不可也。

● 白散

桔梗三分　贝母三分　巴豆一分，去皮心，熬黑，研如脂

上二味，为散。纳巴豆，更于臼中杵之。以白饮和服。强人半钱匕，羸者减之。病在膈上必吐，在膈下必利。不利，进热粥一盃[2]；利不止，进冷粥一盃。原文此下尚有十三句，余于《浅注》全录之。此照《内台方》及张氏本节之[3]。

歌曰　巴豆熬来研似脂，只须一分去声守成规，

更加桔贝均三分去声，寒实结胸细辨医。

蔚按：巴豆辛热，能散寒实而破水饮，贝母开胸结，桔梗开肺气；不作汤，而作散，取散以散之之义也。进热粥者，助巴豆之热势以行之也；进冷粥者，制巴豆之热势以止之也；不用水而用粥者，藉谷气以保胃气之无伤也。

---

〔1〕或用辛热以散外寒：原书前四字与后四字颠倒，系刊误，据上一句文法更移。
〔2〕盃："杯"的异体字。
〔3〕张氏本：指张令韶《伤寒论直解》，康熙五十一年（1712）年刻本。

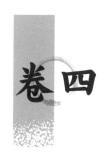

太 阳 方

● 柴胡桂枝汤

治伤寒六七日，发热微恶寒，支节烦疼[1]，微呕，心下支结[2]，外证未去者，此汤主之。又，发汗多，亡阳谵语，不可下，与柴胡桂枝汤，和其营卫，以通津液，后自愈。

柴胡四两　黄芩一两半　人参一两半　半夏二合半　甘草一两　桂枝一两半　芍药一两半　生姜一两半　大枣六枚

上九味，以水七升，煮取三升，去滓。温服。

歌曰　小柴原方取半煎，

桂枝汤入复方全，生姜、大枣、甘草，二方俱有。只取桂枝汤之半，须记之。

七方：大、小、轻、重、奇、偶、复。

阳中太小相因病，

偏重柴胡作仔肩[3]。

〔1〕支："肢"的古今字。
〔2〕心下支结：谓患者自我感觉心下如有物支撑结聚。
〔3〕仔肩：仔，仔细；肩，任用，运用。引申为认真品味之意。

蔚按：小柴胡汤解见本方。此言伤寒六七日，一经已周[1]，又当太阳主气之期，其气不能从胸而出，入结于经脉以及支络。故取桂枝汤以除发热恶寒，藉小柴胡汤以达太阳之气从枢以转出。

● 柴胡桂枝干姜汤

治伤寒五六日，已发汗而复下之，胸胁满，微结，小便不利，渴而不呕，但头汗出，往来寒热者。此为未解也，此汤主之。

柴胡半斤　桂枝三两　干姜二两　黄芩三两　牡蛎二两　甘草二两，炙　栝蒌根四两

上七味，以水一斗二升，煮取六升，去滓再煎，取三升。温服一升。日三服。初服微烦，复服汗出便愈。

歌曰　八柴二草蛎干姜，芩桂宜三栝四尝，

　　　　不呕渴烦头汗出，少阳枢病要精详。

张令韶曰：伤寒五六日，厥阴主气之期也。厥阴之上，中见少阳，已发汗而复下之，则逆其少阳之枢。不得外出，故胸胁满微结；不得下行，故小便不利。少阳之上，火气治之，故渴；无枢转外出之机，故不呕。但头汗出者，太阳之津液不能旁达，惟上蒸于头也。少阳欲枢转而不能，故有往来寒热之象也。厥阴内属心包而主脉络，故心烦。此病在太阳而涉厥阴之气，不得少阳之枢以外出[2]，故曰此为未解也。用柴胡、桂枝、黄芩，转少阳之枢而达太阳之气；牡蛎启厥阴之气以解胸胁之结；蒌根引水液以上升而止烦渴；汗下后中气虚矣，故用干姜、甘草以理中。

---

〔1〕一经已周：据《素问·热论》伤寒传经理论载，一日太阳，二日阳明，三日少阳，四日太阴，五日少阴，六日厥阴；三阳三阴六日为期。第七日又复从太阳始，故曰"一经已周"。

〔2〕出：原书此字之下尚有"外"字，疑衍，径删。

● 半夏泻心汤

治伤寒五六日，呕而发热者，柴胡证俱在，而以他药下之，柴胡证仍在者，复与柴胡汤。此虽已下之，不为逆，必蒸蒸而振[1]，却发汗热出而解。若心下满而鞕痛者，此为结胸也，大陷胸汤主之；但满而不痛者，此为痞，柴胡不中与之，宜此汤。

半夏半升，洗　黄芩三两　干姜三两　甘草三两　人参三两　黄连一两　大枣十二枚

上七味，以水一斗，煮取六升，去滓。再煎，取三升。温服一升。日三服。

歌曰　三两姜参炙草芩，一连痞证呕多寻，

半升半夏枣十二，去滓重煎守古箴[2]。

蔚按：师于此证，开口即云伤寒五六日，呕而发热，柴胡证俱在者，五六日仍厥阴主气之期。厥阴之上，中见少阳。太阳之气欲从少阳之枢以外出，医者以他药下之，心下满而鞕痛者，为结胸；但满而不痛者，为痞[3]。痞者，否也[4]，天气不降、地气不升之义也。芩、连大苦，以降天气；姜、枣、人参，辛甘以升地气；所以转否而为泰也。君以半夏者，因此证起于呕，取半夏之降逆止呕如神，亦即小柴胡汤去柴胡加黄连，以生姜易干姜是也。古人治病，不离其宗如此。

● 附结胸脏结痞证辨

结胸为阳邪，脏结与痞为阴邪。但脏结结于下，痞结结于上也。结于下者，感下焦阴寒之气化；结于上者，感上焦君火之气化也。

---

〔1〕蒸蒸而振：蒸蒸，形容发热之象。振，指寒战。

〔2〕箴（zhēn 针）：喻规矩准绳之言。

〔3〕痞：闭塞不通之义。

〔4〕否：通"痞"。《周易》卦名之一，与泰对言，不顺为否，通顺为泰。

● 十枣汤

治太阳中风，下利呕逆，表解者乃可攻之。其人漐漐汗出，发作有时，头痛，心下痞鞕满，引胁下痛，干呕短气，汗出不恶寒者，此表解里未和，此方主之。

芫花熬　甘遂　大戟

上三味，等分，各别捣为散。以水一升半，先煮大枣肥者十枚，取八合，去滓。纳药末。强人服一钱匕，羸者服半钱匕；温服之，平旦服。若下少病不除者，明日更服加半钱匕。得快下利后，糜粥自养[1]。

歌曰　大戟芫花甘遂平，妙将十枣煮汤行，

中风表证全除尽，里气未和此法程。

蔚按：太阳为天，天连于水。太阳中风，风动水气。水气淫于上则呕逆，水气淫于下则下利，水气聚于心下则为痞，且鞕满引胁而痛也。其人漐漐汗出，头痛，干呕，短气，汗出等证，宜辨。若恶寒为表未解，未可攻之；若不恶寒为表解，而里未和，宜用此汤。第三味皆辛苦寒毒之品[2]，直决水邪，大伤元气。柯韵伯谓：参、术所不能君，甘草又与之相反，故选十枣以君之。一以顾其脾胃，一以缓其峻毒。得快利后糜粥自养，一以使谷气内充，一以使邪不复作。此仲景用毒攻病之法，尽美又尽善也。

● 大黄黄连泻心汤

治伤寒大下后，复发汗，心下痞，按之濡[3]，其脉关上浮紧者，此方主之；若有恶寒者，表未解也，宜先解表，然后攻痞。

---

〔1〕糜粥：粥之烂者，使其易被胃肠吸收。

〔2〕第：转折连词，"但"。

〔3〕濡：软之谓。

大黄二两　黄连一两

上二味，以麻沸汤二升渍之[1]，须臾，绞去滓，分温再服。

歌曰　痞证分歧辨向趋，关浮心痞按之濡，

　　　　大黄二两黄连一，麻沸汤调病缓驱。

蔚按：心下痞，按之濡而不鞕，是内陷之邪与无形之气搏聚而不散也。脉浮在关以上，其势甚高，是君火亢于上不能下交于阴也。此感上焦君火之化而为热痞也。方用大黄、黄连，大苦大寒以降之，火降而水自升，亦所以转否为泰法也。最妙在不用煮而用渍，仅得其无形之气，不用其有形之味，使气味俱薄，能降而即能升，所谓圣而不可知之谓神也。

● 附子泻心汤

治心下痞，而复恶寒汗出者，此汤主之。

大黄二两　黄芩一两　黄连一两　附子一枚，炮去皮，破，别煮取汁

上四味，切三味，以麻沸汤二升渍之。须臾，绞去滓，纳附子汁，分温再服。

愚按：麻沸汤渍者，微取气，不取其味也。

歌曰　一枚附子泻心汤，一两连芩二大黄，

　　　　汗出恶寒心下痞，专煎轻渍要参详。

蔚按：心下痞，是感少阴君火之本热也；复恶寒者，复呈太阳寒水之本寒也；汗出者，太阳本寒甚而标阳大虚而欲外撒也。治伤寒以阳气为主，此际岂敢轻用苦寒？然其痞不解，不得不取大黄、黄连、黄芩之大苦大寒，以解少阴之本热；又恐亡阳在即，急取附子之大温，以温太阳之标阳[2]。并行不悖[3]，分建奇功如此。最妙在附子专煮扶阳，欲其熟而性重；三黄荡积开痞，欲其生而性轻也。

---

〔1〕麻沸汤：即沸水。　渍：浸泡在水中。

〔2〕标阳：指表阳，尤在泾谓为"正阳"。

〔3〕悖（bèi 倍）：冲突，矛盾。

● 生姜泻心汤

治伤寒汗出解之后，胃中不和，心下痞鞕，干噫食臭[1]，胁下有水气，腹中雷鸣[2]，下利者，此汤主之。

生姜四两　甘草三两　人参三两　干姜一两　黄芩三两　半夏半升　大枣十二枚　黄连一两

上八味，以水一斗，煮取六升。去滓再煎，取三升。温服一升。日三服。

歌曰　汗余痞证四生姜，太阳寒水之邪，伤于肌肤之表者，从汗而解；入于躯壳之里者，不从汗而解。

芩草人参三两行[3]，

一两干姜枣十二，

一连半夏半升量。

次男元犀按：太阳为寒水之经。寒水之气伤于外者，可从汗而解之；寒水之气入于里者，不能从汗解之。汗出解后，而所现之证俱属水气用事，为本条之的证；惟心下痞鞕，为诸泻心法统共之证。陈平伯云[4]：君生姜之辛温善散者，宣泄水气；复以干姜、参、草之甘温守中者，培养中州；然后以芩、连之苦寒者，涤热泄痞。名曰生姜泻心，赖以泻心下之痞，而兼擅补中散水之长也。倘无水气，必不用半夏、生姜之辛散；不涉中虚，亦无取干姜、参、草之补中。要知仲景泻心汤有五，然除大黄黄连泻心汤正治之外，皆随证加减之方也。

---

〔1〕噫：同"嗳"。　食臭：即嗳气中有食物的腐馊气味。

〔2〕腹中雷鸣：腹中辘辘作响，即肠鸣音亢进的症状。

〔3〕芩草人参三两行：原书"三"作"二"，显系笔误，径改。

〔4〕陈平伯：字祖恭，名平伯，清代医家，籍贯不详。著有《温热病指南集》一卷。

● 甘草泻心汤

治伤寒中风，医反下之，其人下利，日数十行，谷不化，腹中雷鸣，心下痞鞭而满，干呕心烦不得安[1]。医见心下痞，谓病不尽，复下之，其痞益甚。此非结热，但以胃中虚，客气上逆，故使鞭也，此方主之。

甘草四两　黄芩三两　干姜三两　半夏半升　黄连一两　大枣十二枚

上六味，以水一斗，煮取六升，去滓再煎，取三升。温服一升。日三服。

歌曰　下余痞作腹雷鸣，甘四姜芩三两平，

一两黄连半升夏，枣十二枚擘同烹。

陈平伯曰：心下痞，本非可下之实热，但以妄下胃虚，客热内陷，上逆心下耳，是以胃气愈虚，痞结愈甚。夫虚者宜补，故用甘温以补虚；客者宜除，必藉苦寒以泄热。方中倍用甘草者，下利不止，完谷不化，非此禀九土之精者不能和胃而缓中。方名甘草泻心，见泄热之品得补中之力，而其用始神也。此《伊尹汤液》所制，治狐惑蚀于上部则声嗄者。方中有人参三两。

● 赤石脂禹余粮汤

治伤寒服汤药，下利不止，心下痞鞭。服泻心汤已，复以他药下之，利不止。医以理中与之，利益甚。理中者，理中焦，此利在下焦，此方主之。复利不止者，当利其小便。

赤石脂一斤　太一禹余粮一斤

以上二味，以水六升，煮取二升，去滓。分三服。

歌曰　赤石脂粮各一斤，下焦下利此汤欣，

理中不应宜斯法，炉底填来得所闻。

---

〔1〕不得安：原书缺"不得"二字，于证情不符，疑漏，据赵本《伤寒论》补。

张令韶曰：石性坠下，故以治下焦之利，非仅固涩也[1]。下焦济泌别汁而渗入膀胱，故利不止者，又当利其小便，以分别其水谷焉。夫心下痞，属上、中二焦，此复言不特上中二焦不和而成，即下焦不和，而亦能成痞也。

柯韵伯曰：甘、姜、参、术，可以补中宫元气之虚，而不足以固下焦脂膏之脱。此利在下焦，故不得以理中之剂收功矣。然大肠之不固[2]，仍责在胃；关门之不开，仍责在脾。二石皆土之精气所结，实胃而涩肠，急以治下焦之标者，实以培中宫之本也。要知此证土虚而本不虚，故不宜于姜、附；若湿甚而虚不甚、复利不止者，故又当利小便也。

又曰：凡草木之药，皆禀甲乙之气，总不若禀戊己之化者，得同气相求之义，又有炉底补塞之功。

● 旋覆代赭汤

治汗吐下解后，心下痞鞭，噫气不除者，此方主之。

旋覆花三两　代赭石一两　人参二两　甘草三两，炙　半夏半升　生姜五两大枣十二枚

上七味，以水一斗，煮取六升，去滓，再煎取三升。日三服。按《内台方》，代赭石五两，半夏止用二两。

歌曰　五两生姜夏半升，草旋三两噫堪凭，

人参二两赭石一，枣十二枚力始胜。

俞麟州曰[3]：此即生姜泻心汤之变法也。夫二条皆有心下痞鞭句，而生姜泻心汤重在水气下趋而作利，旋覆代赭汤重在胃虚挟饮水气上逆而作噫。取治水气下趋而利者，必用生姜以散水；胃虚挟饮而噫者，必用赭石以

---

〔1〕固涩：原书"涩"作"满"，于文义不合，疑误，径改。

〔2〕大肠：原书大作"太"，显系笔误，径改。

〔3〕俞麟州：生平及医事未详。

镇逆。二条对勘,益见仲景制方之妙。

罗东逸云:此方治正气虚不归元,而承领上下之圣方也。盖发汗吐下后,邪虽去而胃气之亏损益多,胃气既亏,三焦亦因之而失职,阳无所归而不升,阴无所纳而不降。是以浊邪留滞,伏饮为逆,故心下痞,噫气不除。方中以人参、甘草养正补虚,姜、枣和脾养胃,所以定安中州者至矣。更以赭石得土气之甘而沉者,使之敛浮镇逆,领人参以归气于下;旋覆之辛而润者,用之开肺涤饮,佐半夏以蠲痰饮于上。苟非二物承领上下[1],则何能除噫气而消心下之痞乎?观仲景治下焦水气上凌振振欲擗地者,用真武汤镇之,利在下焦大肠滑脱者,用赤石脂禹余粮汤固之。此胃虚于中,气不及下,复用此法领之,而胸中转否为泰,其为归元固下之法,各极其妙如此。

● 桂枝人参汤

治太阳病外证未除,而数下之,遂协热而利,利下不止,心下痞鞕,表里不解者,此方主之。

桂枝四两　人参三两　白术三两　干姜三两　甘草四两

上五味,以水九升,先煮四味,取五升。纳桂枝,更煮取三升,去滓。温服一升,日再,夜一服。

歌曰　人参汤即理中汤,加桂后煎痞利尝,

　　　　桂草方中皆四两,同行三两术参姜。

蔚按:太阳外证未除而数下之,未有不致虚者,里虚则外热内陷,故为协热利不止。协,合也,同也。言但热不虚,但虚不热,皆不足以致此也。太阳之气出入于心胸,今太阳主阳之气因误下而陷于下,则寒水之阴气反居于阳位,故为心下痞鞕,可与甘草泻心汤条,此非热结,但以胃中虚客气上逆,故使鞕句互参。方用人参汤以治里虚,桂枝以解表邪,而煮法后纳者,

---

〔1〕苟:连词,如果、假设。

欲其于治里药中，桂枝越出于表，以解邪也。

沈丹彩曰[1]：此与葛根黄连汤同一误下，而利不止之证也。而寒热各别，虚实对待，可于此互参之。彼因实热而用清邪，此因虚邪而从补正；彼得芩、连而喘汗安，此得理中而痞鞕解；彼得葛根以升下陷而利止，此藉桂枝以解表邪而利亦止矣。

● 瓜蒂散

治病如桂枝证，头不痛，项不强，寸脉微浮，胸中痞鞕，气上冲咽喉，不得息者。此胸中有寒也[2]，当吐之。

瓜蒂一分，熬黄　赤小豆一分

上二味，各别捣，筛为末已，合治之。取一钱匕，以香豉一合，用热汤七合，煮作稀粥，去滓。取汁和散，温，顿服之。不吐者，少少加，得快吐乃止。诸亡血、虚家，不可用瓜蒂散。按：《内台方》有昏愦者亦不可用句[3]。

歌曰　病在胸中气分乖，咽喉息碍痞难排，

　　　　平行瓜豆还调豉，寸脉微浮涌吐佳。

蔚按：太阳之脉连风府，上头项。今云不痛不强者，不在经脉也。太阳之气出入于心胸，今云胸中痞鞕、气上冲咽喉不得息者，是邪气欲从太阳之气上越也。寸脉微浮者，气欲上越之象也。然欲越而不能剧越，其寒水之气不在经，亦不在表，而惟在胸中，故曰胸中寒。方取瓜蒂之苦涌，佐以赤小豆之色赤而性降，香豉之黑色而气升，能使心肾相交，即大吐之顷神志不愦，此所以为吐法之神也。又《论》云，病人手足厥冷、脉乍紧者，邪在胸中；心下满而烦、饥不能食者，病在胸中。当须吐也，宜瓜蒂散。诸家解互异，惟徐灵胎以邪在胸中阳气不能四达解之，甚为简妙。

---

〔1〕沈丹彩：清代医家，嘉定（今上海）人，约生活于18世纪。少时弃举子业，
　　独究心于医方五行之术，著有《医谱》。
〔2〕胸中有寒：这里的"寒"字当作邪字解，即痰涎等病邪阻滞于胸膈。
〔3〕亦不可用：原书缺"不"字，疑漏，径补。

● 黄芩汤

治太阳与少阳合病[1]，自下利者，此方主之。

黄芩三两　甘草二两，炙　芍药二两　大枣十二枚

上四味，以水一斗，煮取三升，去滓。温服一升。日再，夜一服。

● 黄芩加半夏生姜汤

治太阳与少阳合病，不下利而呕。

黄芩三两　甘草二两，炙　芍药二两　半夏半升　生姜三两　大枣十二枚

上六味，以水一斗，煮取三升，去滓。温服一升，日再，夜一服。

歌曰　枣枚十二守成箴，二两芍甘三两芩。

　　　　利用本方呕加味，姜三夏取半升斟。

蔚按：仲景凡下利证，俱不用芍药。惟此方权用之，以泄陷里之热，非定法也。

张令韶曰：此治太阳与少阳合病而下利与呕也。合者，彼此合同，非如并者之归并于此也。太阳主开，少阳主枢；太阳不能从枢以外出，而反从枢以内陷，故下利。与黄芩汤清陷里之热，而达太阳之气于外。若呕者，少阳之枢欲从太阳之开以上达也，故加半夏、生姜，宣达其逆气，以助太阳之开。

● 黄连汤

治伤寒胸中有热，胃中有邪气，腹中痛，欲呕吐者，此方主之。

黄连三两　甘草二两，炙　干姜三两　人参二两　桂枝三两　半夏半升　大枣十二枚

上七味，以水一斗，煮取五升，去滓。温服一升，日三，夜二服。

---

〔1〕合病：指伤寒病二经或三经同时受邪，起病时即同时出现各经主证。

歌曰 腹疼呕吐借枢能，少阳为枢。二两参甘夏半升，

连桂干姜各三两，枣枚十二妙层层。一本，甘草三两。

王晋三曰[1]：此即小柴胡汤变法。以桂枝易柴胡，以黄连易黄芩，以干姜易生姜。胸中热、呕吐、腹中痛者，全因胃中有邪气，阻遏阴阳升降之机。故用人参、大枣、干姜、半夏、甘草专和胃气，使入胃之后，听胃气之上下敷布，交通阴阳。再用桂枝宣发太阳之气，载黄连从上焦阳分泻热，不使其深入太阴，有碍虚寒腹痛。

● 桂枝附子汤

治伤寒八九日，风湿相搏，身体疼痛，不能自转侧，不呕不渴，脉浮虚而涩者，此方主之。若其人大便鞕、小便自利者，去桂加白术主之。

桂枝四两　附子三枚，炮　大枣十二枚　生姜三两　甘草二两

上五味，以水六升，煮取二升，去滓。分温三服。

歌曰 三姜二草附枚三，四桂同投是指南，

大枣方中十二粒，痛难转侧此方探。

此方药品与桂枝去芍药加附子汤同，但分两之轻重不同，其主治亦别。仲景方法之严如此也。

● 桂枝附子去桂加白术汤

即按上方加减，故《论》中云一方二法。

白术四两　甘草二两　附子三枚，炮　大枣十二枚　生姜三两

上五味，以水六升，煮取二升，去滓，分温三服。初服，其人身如痹；

---

[1]王晋三：名子接，字晋三，江苏长州（今苏州）人，清代医家。习儒之余，究心医术，著有《绛雪园古方选注》三卷、《得宜本草》一卷、《伤寒古方通》二卷。

半日许，复服之；三服尽，其人如冒状[1]。勿怪。此以附子、术并走皮内逐水气[2]，未得除，故使之尔。法当加桂四两。此本一方二法也。

歌曰　大便如鞭小便通，脉涩虚浮湿胜风，

即用前方须去桂，术加四两有神功。

身重痛不能转侧，风湿病也。前方治风胜于湿，此方治湿胜于风也。

蔚按：师云，伤寒八九日，风湿相搏，身体疼烦[3]，不能自转侧者，风湿之邪盛也[4]。湿淫于中[5]，无上达之势，故不呕；湿为阴邪，无阳热之化，故不渴。邪胜则正虚，故脉浮虚而涩。但前方主桂枝，为风胜于湿；风为天之阳邪，主桂枝之辛以化之。后方去桂加术，为湿胜于风；湿为地之阴邪，主白术之苦以燥之。或问，苦燥之品不更令大便鞭、小便自利乎？曰：太阴湿土喜燥而恶湿，湿伤脾土，而不能输其津液以入胃，师所以去解表之桂，而加补中之术也，且湿既去，而风亦无所恋而自除。经方无不面面周到也。

● 甘草附子汤

治风湿相搏，骨节烦疼，掣痛不得屈伸[6]，近之则痛剧；汗出短气，小便不利；恶风不欲去衣，或身微肿者，此方主之。

甘草二两　白术二两　桂枝四两　附子二枚，炮

上四味，以水六升，煮取三升，去滓。温服一升，日三服。初服得微汗则解。能食汗止复烦者，服五合。恐一升多者，宜服六七合为始。言初服之始。

---

[1]冒状：恍惚郁闷之状。

[2]内：原书作"肉"，疑笔误，据赵本《伤寒论》径改。

[3]疼烦：指剧烈疼痛而致心烦不宁的一种症状。

[4]也：原书作"者"，不宜作本陈述句的句尾，径改。

[5]淫：原书作"浮"，疑系笔误，径改。

[6]掣痛：痛有牵引拘急的感觉。

歌曰　术附甘兮二两平[1]，桂枝四两亦须明，

　　　　方中主药推甘草，风湿同驱要缓行。

　　　　宋本《金匮玉函经》：甘草、白术各三两。

王晋三曰：甘草附子汤，两表两里之偶药。风淫于表，湿流关节，治宜两顾。白术、附子，顾里胜湿；桂枝、甘草，顾表胜风。独以甘草冠其名者，病深关节，义在缓而行之，若驱之太急，风去而湿仍留，反遗后患矣。

● 白虎汤

治发汗后，大热不解，多汗出，不恶寒，大渴能饮水者，此方主之。按：此条从《内台方》原文，与《伤寒论》稍异。

　　知母六两　石膏一斤，碎，绵裹　甘草二两，炙　粳米六合

　　上四味，以水一斗，煮米熟汤成，去滓。温服一升。日三服[2]。

歌曰　阳明白虎证辨非难，大热，多汗，大渴饮水等为阳明证，易辨。

　　　　难在阳邪背恶寒，《论》中"背恶寒"三字两见：一见于少阴证附子汤，

　　　　　一见于此汤。一寒一热，须辨于毫厘之间，为死生大关头。

　　　　知六膏斤甘二两，

　　　　米加六合服之安。

蔚按：白虎汤，《伤寒论》凡三见：太阳条治脉浮滑；厥阴条治脉滑而厥；又治三阳合病，腹满，身重难以转侧，口不仁而面垢[3]，谵语遗尿等证。而原本此方列于太阳条"甘草附子汤"之下者，言外见风寒湿燥火之气，俱括于太阳之内，且下一条"炙甘草汤"亦即润燥之剂，可知《伤寒论》非止

---

〔1〕兮（xī 奚）：语气助词，相当于"啊"。

〔2〕上四味……日三服：《外台秘要》第一卷引《千金翼方》云："右四味，切，以水一斗二升，煮取米熟。去米纳药，煮取六升，去滓。分六服，日三服。"其煮服法较此完善，仅录此互参。

〔3〕口不仁：言语不利，食不知味。　面垢：面部如蒙油垢。

治风寒二气也。

柯韵伯曰：阳明邪从热化，故不恶寒而恶热；热蒸外越，故热汗自出；热灼胃中，故渴欲饮水；邪盛而实，故脉滑，然犹在经，故兼浮也。盖阳明属胃，外主肌肉，虽有大热而未成实，终非苦寒之味所能治也。石膏辛寒，辛能解肌热，寒能胜胃火，寒性沉降，辛能走外，两擅内外之能，故以为君；知母苦润，苦以泄火，润以滋燥，故以为臣；用甘草、粳米调和于中宫，且能土中泻火，作甘稼穑[1]，寒剂得之缓其寒，苦药得之化其苦，使沉降之性皆得留连于中也，得二味为佐，庶大寒之品无伤脾胃之虑也。煮汤入胃[2]，输脾归肺，大烦大渴可除矣。白虎为西方金神，所以名汤，秋金得令而炎暑自解矣。

● 炙甘草汤

治伤寒脉结代、心动悸者，主之。

甘草四两，炙　桂枝三两　生姜三两　人参二两　阿胶二两　大枣三十枚[3]麻仁半升　麦冬半升　生地一斤

上九味，以清酒七升，水八升，先煮八味，取三升，去滓。纳胶烊消尽[4]。温服一升。日三服。又名复脉汤。

歌曰　结代脉须四两甘，枣枚三十桂姜三，

　　　　半升麻麦一斤地，二两参胶酒水涵。

---

〔1〕稼穑（sè 色）：是对栽种各类植物的收获及农业劳动的总称。

〔2〕煮汤入胃：原书胃之后有一"损"字，于文意不合。疑衍，径删。

〔3〕三十枚：原书作"十三枚"，据原书歌括及赵本《伤寒论》均作"三十枚"，疑倒，径改。

〔4〕烊消：煎药法之一。胶质、黏性大而易溶的药物，应在其他药煎好后，才放入去滓的药汁中微煮，或趁热搅拌溶解。

蔚按：周禹载云[1]，本条不言外证，寒热已罢可知；不言内证，二便自调可知。第以病久，正气大亏，无阳以宣其气，更无阴以养其心，此脉结代、心动悸所由来也。方中人参、地黄、阿胶、麦冬、大枣、麻仁，皆柔润之品以养阴，必得桂枝、生姜之辛以行阳气，而结代之脉乃复。尤重在炙甘草一味，主持胃气以资脉之本原，以清酒佐使其捷行于脉道也。其煮法用酒七升、水八升，只取三升者，以煎良久，方得炉底变化之功，步步是法。要之，师第言结代者用此方以复之，非谓脉脱者以此方救之也。学者切不可泥其方名，致误危证。推之孙真人制生脉散，亦因其命名太夸，庸医相沿，贻害岂浅鲜哉！

男元犀按：此证必缘发汗过多所致。汗为心液，心液伤则血虚不能养心，故心动悸；心液伤则血不能荣脉，故脉结代。取地黄、阿胶等，为有形之品，补有形之血，另立法门。

---

[1]周禹载：名扬俊，字禹载。江苏苏州人，清代医家。少攻举子业，年近四十乃弃儒习医，钻研仲景之学十余年，颇为王公等所重，辑有《温热暑疫全书》，撰《伤寒论三注》、补注《金匮玉函经二注》，注释《十药神书》。

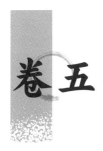

卷五

阳 明 方

● 大承气汤

治阳明病大实大满，大便不通，腹痛大热，其脉沉实者，此方主之。此《内台方》原文与《伤寒论》大同小异。

芒硝三合，《内台方》三两　大黄四两，酒洗　枳实五枚，炙　厚朴半斤，去皮，炙

上四味，以水一斗，先煮枳、朴，取五升，去滓。纳大黄，煮取二升，去滓。纳芒硝，更上微火一两沸。分温再服。得下，余勿服。

歌曰　大黄四两朴半斤，枳五硝三急下云，

　　　　朴枳先熬黄后入，去滓硝入火微熏。

蔚按：承气汤有起死回生之功，惟善读仲景书者方知其妙。俗医以滋润之脂麻油、当归、火麻仁、郁李仁、肉苁蓉代之，徒下其粪而不能荡涤其邪，则正气不复；不能大泻其火，则真阴不复，往往死于粪出之后。于是咸相戒曰，润肠之品，且能杀人，而大承气汤，更无论矣。甚矣哉！大承气汤之功用，尽为那庸耳俗目所掩也。

张隐菴曰：伤寒六经，止阳明、少阴有急下证。盖阳明秉悍热之气[1]，少阴为君火之化。在阳明而燥热太甚，缓则阴绝矣；在少阴而火气猛烈，勿戢将自焚矣[2]。非肠胃之实满也。若实在肠胃者，虽十日不更衣[3]，无所苦也。仲师所云急下六证，若究省不到不敢急下，致病此者鲜有能生之。且予尝闻之曰，痞满燥实坚五证皆备，然后可下。噫，当下者全不在此五证。

● 小承气汤

治阳明病潮热，大便难，脉沉而滑，及内实腹痛者，此方主之。《内台方》原文。

大黄四两　厚朴二两，炙，去皮　枳实三枚，炙

上三味，以水四升，煮取一升二合，去滓。分温二服。初服汤，当更衣；不尔者，尽饮之；若更衣者，勿服之。

歌曰　朴二枳三四两黄，小承微结好商量，

长沙下法分轻重，妙在同煎切勿忘。

男元犀按：二承气俱阳明之正方。调胃承气，其方已载于《太阳篇》，故不复列。《伤寒论》云：阳明病不吐不下心烦者，可与调胃承气汤。言阳明病者，胃不和也；言不吐不下者，胃不虚也。胃络上通于心，阳明之燥火与少阴之君火相合，故心烦。可与此汤，解见太阳本方下。至于大承气，取急下之义：阳明谵语潮热，胃中有燥屎五六枚；及二阳并病潮热[4]；及阳明下后心中懊恼而烦，胃有燥屎；及大下后六七日不大便，烦不解，腹满痛，本有宿食；及少阴证口燥舌干，或自利清水色纯青等证，俾奏功于顷刻。小

---

〔1〕悍热：即亢热、大热。

〔2〕戢（jí 即）：敛藏，止息。

〔3〕更衣：排大便的别称，语见《论衡·四讳》。

〔4〕并病：指伤寒病一经证候未罢，而又出现另一经的证候。

承气，取微和胃气，勿令大泄下之义：阳明病热未潮，大便不鞕[1]，恐有燥屎，少与此汤，转矢气者[2]，可与大承气攻之，若不转矢气者，不与；及太阳病汗吐下后，微烦，小便数，大便因鞕者，令邪去而正不伤。《论》中逐条俱有深义。

张令韶云：胃与大肠、小肠交相贯通者也。胃接小肠，小肠接大肠。胃主消磨水谷，化其精微，内灌溉于脏腑，外充溢于皮毛，其糟粕下入于小肠，小肠受其糟粕，复加运化，传入于大肠，大肠方变化传导于直肠而出。故曰：小肠者，受盛之官，化物出焉；大肠者，传道之官，变化出焉。是大承气者，所以通泄大肠，而上承热气者也；故用朴实以去留滞，大黄以涤腐秽，芒硝上承热气。小承气者，所以通泄小肠，而上承胃气者也；故曰微和胃气，是承制胃府太过之气者也。不用芒硝而亦名承气者以此。若调胃承气，乃调和胃气而上承君火之热者也，以未成糟粕，故无用枳、朴之消留滞。此三承气之义也。承者，制也，谓制其太过之气也。故曰：亢则害，承乃制。

柯韵伯曰：诸病皆因于气。秽物之不去，由于气之不顺也。故攻积之剂，必用气分之药，因以承气名汤。方分大小，有二义焉：厚朴倍大黄，是气药为君，名大承气；大黄倍厚朴，是气药为臣，名小承气。味多性猛，制大其服，欲令大泄下也；味寡性缓，制小其服，欲微和胃气也。大小之分以此。且煎法更有妙义：大承气用水一斗煮枳朴，取五升，纳大黄，再煮，取二升，去滓，纳芒硝。何哉？盖生者气锐而先行，熟者气钝而和缓。仲景欲使芒硝先化燥屎，大黄继通地道，而后枳朴除其痞满。若小承气，以三味同煎，不分次第。同一大黄而煎法不同，此可见微和之义也。

---

[1] 不：原书作"大"，于《伤寒论》条文不符。疑误，径改。

[2] 矢气：俗称放屁。

按：张宪公[1]云，承者，以卑承尊而无专成之义。天尊地卑，一形气也；形统于气，故地统于天；形以承气，故地以承天。胃，土地，坤之类也[2]；气，阳也，乾之属也[3]。胃为十二经之长，化糟粕，运精微，而成传化之府，岂专以块然之形，亦惟承此乾行不息之气耳。汤名承气，确有取义，非取顺气之义也。宪公此解，超出前人。惜其所著《伤寒类疏》未刊行世。宪公讳孝培[4]，古吴人也。

● 猪苓汤

治渴欲饮水，小便不利，脉浮发热者主之。

猪苓一两　茯苓一两　泽泻一两　滑石一两　阿胶一两

上五味，以水四升，先煮四味取二升，去滓。纳阿胶，烊消。温服七合。日三服。

歌曰　泽胶猪茯滑相连，咳呕心烦渴不眠，

　　　　煮好去滓胶后入，育阴利水法兼全。

述：此汤与五苓之用，有天渊之别。五苓散治太阳之本[5]，太阳司寒水，故加桂以温之，是暖肾以行水也。此汤治阳明、少阴结热，二经两关津液，惟取滋阴以行水。盖伤寒表证最忌亡阳，而里热又患亡阴。亡阴者，亡肾中之阴与胃之津液也。若过于渗利，则津液反致耗竭。方中阿胶，即从利水中育阴，是滋养无形以行有形也。故仲景云：汗多胃燥，虽渴而里无热者，不可与也。

---

〔1〕张宪公：名孝培，字宪公。江苏吴县（今苏州）人，清代医家。撰有《伤寒论类疏》一书，未见刊行。据云他"能出己见，而不蹈袭诸家之说"。

〔2〕坤：卦名之一，其象为地。

〔3〕乾：卦名之一，其象为天。

〔4〕讳（huì 秽）：古称死者的名字叫讳。

〔5〕之：原书作"入"，无义。当是"之"之误，径改。

● 蜜煎导方

治阳明病自汗出，若发汗，小便自利者，此为津液内竭，而大便虽鞕，不可攻之，当须自欲大便，宜蜜煎导而通之。若土瓜根[1]及与大猪胆汁，皆可为导也。《内台方》原文。

蜜七合

一味，于铜器内微火煎之。稍凝如饴状，搅之，勿令焦著，欲可丸。并手捻作挺[2]，令头锐大如指，长二寸许。热时急作，冷则鞕。以纳谷道中[3]，以手急抱。欲大便时乃去之。"著"字，《正韵》直略切。黏也。

● 猪胆汁方

大猪胆一枚，泻汁，和醋少许，以灌谷道中。如一食顷[4]，当大便。出宿食恶物，甚效。原本无宿食一句。近本增之，必有所据。

歌曰　蜜煎熟后样如饴，温纳肛门法本奇，
　　　　更有醋调胆汁灌，外通二法审谁宜。

蔚按：津液内竭，便虽鞕而不宜攻。取蜜之甘润，导大肠之气下行。若热结于下，取猪为水畜以制火，胆为甲木以制土，引以苦酒之酸收，先收而后放，其力始大。其宿食等有形之物一下，而无形之热亦荡涤无余矣。

按：《内台方》云，将蜜于铜器内微火煎之，稍凝似饴状，搅之勿令焦，滴水中坚凝，可用。蘸皂角末捻作挺[5]，以猪胆汁或油润谷道，纳之，少

---

〔1〕土瓜根：又名王瓜，气味苦寒无毒，其根呈长块状，多汁液。《肘后方》载：治大便不通，土瓜采根捣汁，筒吹入肛门中，取通。

〔2〕挺：是一种圆而长的剂型。

〔3〕谷道：即肛门。

〔4〕一食顷：约吃一顿饭的时间。

〔5〕蘸（zhàn　站）：拿东西去蘸水或其他液体，叫做蘸。

顷欲大便，乃去之。又猪胆汁方：以猪胆汁二枚，以小竹管插入胆口，留一截用油润，纳入谷道中，以手将胆捻之，其汁自内出。一食顷，当大便下。又用土瓜根，削如指状，蘸猪胆汁，纳入谷道中，亦可用。

● 茵陈蒿汤

治阳明病发热汗出，此为热越[1]，不能发黄也。但头汗出、身无汗、剂颈而还[2]、小便不利、渴欲引水浆者[3]，此为瘀热在里，身必发黄，此方主之。又，伤寒七八日，身黄如桔子色、小便不利、腹微满者，此方主之。

茵陈蒿六两　栀子十四枚　大黄二两，去皮

上三味，以水一斗，先煮茵陈，减六升。纳二味，煎取三升，去滓。分温三服。小便当利，尿如皂角汁状，色正赤。一宿腹减，黄从小便去也。

歌曰　二两大黄十四栀，茵陈六两早煎宜，

身黄尿短腹微满，解自前阴法最奇。

柯韵伯曰：太阳阳明俱有发黄证。但头汗出而身无汗，则热不得外越；小便不利，则热不得下利，故瘀热在里而发黄。按：太阳之发黄，乃太阳之标阳下合太阴之湿气；阳明之发黄。亦阳明之燥热内合太阴之湿化。若止病本气，不合太阴，则不发黄。故曰，太阴者身当发黄，若小便自利者，则不能发黄也。张令韶之说最妙。然里有不同，肌肉是太阳之里，当汗而发之，故用麻黄连翘赤小豆汤。按：柯韵伯移此方于《太阳篇》，亦有见解。然原本系是阳明，圣经必不可擅改。心胸是太阳之里、阳明之表，当寒以胜之，故用栀子柏皮汤，乃清火法。肠胃是阳明之里，当泻之于内，故立本方，是逐秽法。茵陈禀北方之色，经冬不凋，傲霜凌雪，遍受大寒之气，故能除热邪留结。率栀子以通水源[4]，大黄以调胃实，令

---

〔1〕热越：越，有发扬之义。热越，即邪热向外发泄。

〔2〕剂：通"齐"。

〔3〕水浆：泛指饮料，如水、果汁、蔗浆之类。

〔4〕率（shuài 帅）：率领，带领。

一身内外瘀热，悉从小便而出。腹满自减，肠胃无伤，乃合引而竭之之法。此阳明利水之圣剂也。又按，仲景治阳明渴饮有三法：《太阳篇》之五苓散，微发汗以散水气者，不与焉。若大渴烦躁、小便自利者，白虎汤加参，清火而生津；脉浮发热、小便不利者，猪苓汤滋阴以利水。若小便不利而发黄、腹满者，茵陈汤以泄热，令黄从小便出。病情治法，胸有成竹矣。窃思仲景利小便必用气化之品^{〔1〕}，通大便必用承气之品，以小便由于气化也。兹小便不利，不用二苓者何？本《论》云，阳明病汗出多而渴者，不可与猪苓汤，以汗多胃中燥，猪苓汤复利小便故也。须知阳明汗出多而渴者，不可用；则汗不出而渴者，津液先虚，更不可用明矣。此主以推陈致新之茵陈，佐以屈曲下行之栀子，不用枳朴以承气与芒硝之峻利，则大黄但能润肠泄热，缓缓而行，故必一宿而腹始减，黄从小便去而不由大便去。仲景立法之奇，匪彝所思耳^{〔2〕}！

● **吴茱萸汤** 见下少阴方

● **麻仁丸**

治跌阳脉浮而涩^{〔3〕}，浮则胃气强，涩则小便数，浮涩相搏，大便则难，其脾为约^{〔4〕}，此方主之。

麻仁二升　芍药半斤　枳实半斤，炙　大黄一斤，去皮　厚朴一尺，去皮，炙　杏仁一升，去皮尖，熬，研作脂

上六味，为末，炼蜜为丸，如梧桐子大。每服十丸，渐加，以知为度。

---

〔1〕窃：第一人称代词，我。
〔2〕匪彝所思：匪，同"非"；彝，即"常"。匪彝所思，言非常人所可及料之义。
〔3〕跌阳脉：即足背动脉，在冲阳穴处，属阳明胃经。
〔4〕脾为约：脾阴被胃热所约束。

歌曰　一升杏子二升麻，枳芍半斤效可夸，

　　　　黄朴一斤丸饮下，缓通脾约是专家。

　　　　一本，厚朴亦是一斤。

男元犀按：脾为胃行其津液也。今胃热而津液枯，脾无所行而为穷约，故取麻仁、杏仁多脂之物以润燥，大黄、芍药苦泄之药以破结，枳实、厚朴顺气之药以行滞。以蜜为丸者，治在脾而取缓，欲脾不下泄其津液，而小便数已还津液于胃中，而大便难已也。

蔚按：古今权量尺寸不同。考之《内台方》，麻仁四两，杏仁六两，芍药、枳实各三两，厚朴三两，大黄八两，炼蜜丸如梧桐子大，熟水下五十丸。

● 栀子柏皮汤

治伤寒身发黄发热。

栀子十五枚　甘草一两　黄柏二两[1]

上三味，以水四升，煮取一升半，去滓，分温再服。

歌曰　里郁业经向外驱，身黄发热四言规，身黄发热之外无他证。

　　　　草须一两二黄柏，十五枚栀不去皮。

● 麻黄连翘赤小豆汤

治伤寒瘀热在里，身必发黄，此汤主之。

麻黄二两，去节　连翘二两　赤小豆一升　甘草二两　生梓白皮一升。一本一斤，《内台》三两　杏仁四十枚，去皮尖　大枣十二枚　生姜二两

上八味，以潦水一斗[2]，先煎麻黄数沸，去上沫。纳诸药，煮取三升，去滓。分温三服，半日服尽。

---

〔1〕二两：原书作"两一"。显系倒文与笔误，据赵本《伤寒论》径改。

〔2〕潦水：即地面流动的雨水。李时珍曰："潦水乃雨水所积。"

歌曰　黄病姜翘二两麻，一升赤豆梓皮夸，

　　　　枣须十二能通窍，四十杏仁二草嘉。

蔚按：栀子柏皮汤，治湿热已发于外，止有身黄发热，而无内瘀之证。此治瘀热在里，迫其湿气外蒸而为黄也。麻黄能通泄阳气于至阴之下以发之；加连翘、梓皮之苦寒以清火；赤小豆利水以导湿；杏仁利肺气而达诸药之气于皮毛；姜、枣调营卫以行诸药之气于肌腠；甘草奠安太阴，俾病气合于太阴而为黄者，仍助太阴之气，使其外出、下出而悉去也。潦水者，雨后水行涝地，取其同气相求，地气升而为雨，亦取其从下而上之义也。

少 阳 方

● **小柴胡汤**本论无方。此方列于《太阳篇》中，今补其方名。

《论》以口苦、咽干、目眩为提纲。言少阳之上，相火主之。少阳为甲木[1]，诸风掉眩，皆属于木。主风主火，言少阳之气化也。

《论》云，少阳中风，两耳无所闻、目赤、胸中满而烦，不可吐下，吐下则悸而恐。此言少阳自受之风邪也。

《论》云，脉弦细，头痛发热者，属少阳。少阳不可发汗，发汗则谵语。此属胃，胃和则愈，胃不和则烦而悸。此言少阳自受之寒邪也。

《论》云，本太阳病不解，转属少阳，胁下痞鞕，干呕不能食[2]，寒热往来，尚未吐下、脉沉紧者，与小柴胡汤。此邪从太阳转属，仍达太阳之气从枢以外出也。

《论》云，若已吐下发汗、温针谵语，柴胡证罢，此为坏病。知犯何逆，以法治之。此言当审汗、吐、下、温针四者之逆而救之也。

少阳未列专方，当于《太阳》《阳明》篇求之。

---

〔1〕甲木：少阳秉东方生发之气，其象为木。胆腑与肝脏相为阴阳表里，故配以天干甲乙，胆为甲木，肝为乙木。

〔2〕食：原书缺此字，据赵本《伤寒论》补。

太 阴 方

《论》云：太阴之为病，腹满而吐，食不下，自利益甚，时腹自痛[1]。若下之，必心下结鞕[2]。此总论太阴气之为病也。

《论》又云：太阴病，脉浮，可发汗，宜桂枝汤。

《论》云：自利不渴者，属太阴也；其脏有寒故也[3]；当温之，宜四逆辈。此二节，言太阴病在外者宜桂枝以解肌；在内者不渴，无中见之燥化[4]，属本脏有寒，宜四逆辈。曰"辈"者，理中汤、丸等温剂俱在其中也。

《论》云：伤寒脉浮而缓、手足自温者，系在太阴。太阴当发身黄，若小便自利者不能发黄。至七八日，虽暴烦下利[5]，日十余行，必自止，以脾家实腐秽当去故也[6]。此言太阴寒证外亦有热证也。《经》云：太阴之上，湿气主之，中见阳明。若不得中见之化，则为脏寒之病；若中见太过，湿热相并，又为发黄之证。小便自利者不发黄。至七八日，骤得阳热之化故暴烦，阴湿在内故下利，然下利虽甚亦当自止。所以然者，以太阴中见热化，脾家实，仓廪之腐秽当自去也[7]。

《论》云：本太阳病，医反下之，因以腹满时痛者，属太阴也，桂枝加芍药汤主之；大实痛，桂枝加大黄主之。此言误下转属之证也。又云，太阴为病，脉弱，其人续自便利，设当行大黄、芍药者，宜减之，以其人胃弱

---

〔1〕时：此字原书缺，疑漏，据赵本《伤寒论》补。
〔2〕心下结鞕：即胃脘部痞结胀硬。
〔3〕脏有寒：这里指脾脏虚寒。
〔4〕中见：这里指中焦脾胃所表现的证候。见，同"现"。
〔5〕暴烦：突然烦躁。
〔6〕脾家实：即脾阳恢复之义。
〔7〕仓廪：储存谷米的场所。这里指胃肠。

易动故也。此承上节脾家实宜芍药、大黄以行腐秽，而脉弱者，大便陆续而利出，宜减芍药、大黄以存胃气。甚矣！伤寒之治，首重在胃气也。

● 桂枝加芍药汤

治太阳病反下之，因而腹满时痛者。

桂枝三两　芍药六两　甘草二两　生姜三两　大枣十二枚

上五味，以水七升，煮取三升，去滓。分温三服。

● 桂枝加大黄汤

治太阳病反下之，因而大实痛者〔1〕。

即前方加大黄二两

歌曰　桂枝倍芍转输脾，泄满升邪止痛宜，

　　　　大实痛因反下误，黄加二两下无疑。

述：桂枝加芍药汤，倍用芍药之苦降，能令桂枝深入于至阴之分，举误陷之邪，而腹痛自止。桂枝加大黄者，以桂、姜升邪，倍芍药引入太阴，鼓其陷邪，加大黄运其中枢，通地道，去实满，枣、草助转输，使其邪悉从外解下行，各不相背。

---

〔1〕大实痛：是腹满疼痛较剧，难以缓解，揉按愈甚，大便不通。此系病兼阳明，腐秽积滞于肠的证候。

少阴方

《论》云：少阴之为病，脉微细，但欲寐也[1]。此以少阴标本水火阴阳之气，见于脉证者为提纲也。《内经》云：少阴之上，君火主之。又云：阴中之阴肾也。少阴本热而标寒，上火而下水，神之变、精之处也[2]。《论》中言少阴自得之病，或得太阳之标，或得君火之化，或得水阴之气；或在于表，或在于里；或在于经[3]，或归于中土。俱明神机枢转、上下出入之至理。故其方，亦寒热攻补表里之不同。

● 麻黄附子细辛汤

治少阴病始得之，反发热[4]，脉沉者，此方主之。

麻黄二两　细辛二两　附子一枚，炮

上三味，以水一斗，先煮麻黄减二升，去上沫。纳诸药，煮取三升，去滓。温服一升。日三服。

歌曰　麻黄二两细辛同，附子一枚力最雄，
　　　　始得少阴反发热，脉沉的证奏奇功。

蔚按：少阴病始得之，是当无热，而反发热，为太阳标阳外呈，脉沉为少阴之生气不升。恐阴阳内外不相接，故以熟附子助太阳之表阳而内合于少阴，麻黄、细辛启少阴之水阴而外合于太阳。须知此汤非发汗法，乃交阴阳法。

---

〔1〕但欲寐：指精神萎靡不振，神志恍惚而呈似睡非睡、昏沉模糊的状态。
〔2〕神之变、精之处：手少阴心主存神，故曰"神之变"；足少阴肾主存精，故曰"精之处"。
〔3〕或在于经：此四字原书缺，疑漏，据主校本补入。
〔4〕反发热：少阴本无热证，今见发热，故曰"反"。反者，与正对言。

● 麻黄附子甘草汤

治少阴病得之二三日，微发汗，以二三日无里证，故微发汗也。此方主之。

麻黄二两　附子一枚，炮　甘草二两，炙

上三味，以水七升，先煮麻黄一两沸，去上沫。纳诸药，煮取三升，去滓。温服一升。日三服。

歌曰　甘草麻黄二两佳，一枚附子固根荄[1]，

少阴得病二三日，里证全无汗岂乖。

蔚按：少阴病自始得以至二三日，无下利厥逆大寒之里证[2]，又无心中烦、不得卧热化之里证，又无口燥咽干、自利清水、腹胀、不大便、当急下之里证，可知病少阴而得太阳之表热。非汗不解，而又恐过汗以伤心肾之真液，故于前方去细辛，加甘草之补中，取中焦水谷之津而为汗，则内不伤阴，邪从汗解矣。须知此汤变交阴阳法为微发汗法。

● 黄连阿胶汤

治少阴病得之二三日以上，心中烦，不得卧者，主之。

黄连四两　黄芩一两　芍药二两　阿胶三两　鸡子黄[3]二枚

上五味，以水六升，先煮三物，取二升，去滓。纳胶烊尽，小冷。纳鸡子黄[4]，搅令相得[5]。温服七合。日三服。

歌曰　四两黄连三两胶，二枚鸡子取黄敲，

一芩二芍心烦治，更治难眠睫不交。

---

〔1〕荄：本义为草根，这里当作根本解。

〔2〕证：原书刊印时空缺此字，据上下文内容补入。

〔3〕鸡子黄：即鸡蛋中的卵黄部分。

〔4〕纳：原书缺，疑漏，据赵本《伤寒论》补。

〔5〕令：原书作"冷"，系笔误，径改。

男元犀按：少阴病但欲寐为提纲。此节云心中烦不得卧，是但欲寐之病情而变为心中烦，可知水阴之气不能上交于君火也。心烦之极而为不得卧，可知君火之气不能下入于水阴也。此为少阴热化之证。方中用黄连、黄芩之苦寒以折之，芍药之苦平以降之，又以鸡子黄补离中之气，阿胶补坎中之精，俾气血有情之物交媾其水火，斯心烦止而得卧矣。此回天手段。

● 附子汤

治少阴病一二日，口中和[1]，其背恶寒者，当灸之，宜此方主之。又少阴病身体疼，手足寒，骨节痛，脉沉者，此方主之。

附子二枚，生用　茯苓三两　人参二两　白术四两　芍药三两

上五味，以水八升，煮取三升，去滓。温服一升，日三服。

歌曰　生附二枚附子汤，术宜四两主斯方，

　　　　芍苓三两人参二，背冷脉沉身痛详。

蔚按：《论》云，少阴病得之一二日，口中和，其背恶寒者，当灸之，宜此汤。此治太阳之阳虚，不能与少阴之君火相合也。又云：少阴病身体痛、手足寒、骨节疼、脉沉者，宜此汤。此治少阴君火内虚，神机不转也。方中君以生附子二枚，益下焦水中之生阳[2]，以达于上焦之君火也；臣以白术者，以心肾藉中土之气而交合也；佐以人参者，取其甘润以济生附之大辛；又佐以芍药者，取其苦降以泄生附之大毒也。然参、芍皆阴分之药，虽能化生附之暴，又恐其掣生附之肘，当此阳气欲脱之顷，杂一点阴柔之品便是害事，故又使以茯苓之淡渗，使参、芍成功之后，从小便而退于无用之地，不遗余阴之气以妨阳药也。师用此方，一以治阳虚，一以治阴虚。时医开口辄言此四字，其亦知阳指太阳，阴指少阴，一方统治之理乎？

[1] 口中和：指口不苦、不燥、不渴。
[2] 水中之生阳：指肾阳真火。

● 桃花汤

治少阴病下利便脓血者，此方主之。又，少阴病二三日，腹痛、小便不利、下利不止、便脓血者，主之。

赤石脂一斤，一半全用，一半筛末　干姜一两　粳米一升

上三味，以水七升，煮米令熟，去滓。纳石脂末方寸匕〔1〕。日三服。若一服愈，余勿服。

歌曰　一升粳米一斤脂，脂半磨研法亦奇，

　　　　一两干姜同煮服，少阴脓血是良规。

张令韶曰：少阴病下利脓血，桃花汤主之。此感少阴君火之热，不病无形之气化，而病有形之经脉也。《经》谓心之合脉也；又谓阴络伤则便血。赤石脂色赤而性涩，故能止下利脓血；干姜、粳米温补中焦，以资养血脉之源，所以治之。《论》又云，少阴二三日至四五日，腹痛、小便不利、下利不止、便脓血者，桃花汤主之。此言二三日至四五日，值太阴主气之期，而脾络不通则为腹痛；脾络不通不能转输，则为小便不利；小便不利则水谷不分，而为利不止；阴络伤则为脓血。石脂为山之血脉凝结而成，故治经脉之病。下节言便脓血可刺者，所以申明病在经脉之义也。

● 吴茱萸汤

治厥阴病，干呕、吐涎沫、头痛者主之。又，少阴病吐利、手足厥冷、烦躁欲死者主之。又，食谷欲呕者，属阳明也，吴茱萸汤主之；得汤反剧者，属上焦也。

---

〔1〕石脂末方寸匕：原书"方"之下有"温服七合"四字，而无"寸匕"二字，疑误，据赵本《伤寒论》删而补之。而赵本之"温服七合"四字在"纳石脂末"之上，于文不合，亦须删。

吴茱萸一升，洗　人参三两　生姜六两　大枣十二枚

上四味，以水七升，煮取二升[1]，去滓。温服七合。日三服。

歌曰　升许吴萸三两参，生姜六两救寒侵，

　　　　枣投十二中宫主，吐利头疼烦躁寻。

蔚按：少阴之脏，皆本阳明之水谷以资生，而复交会于中土。若上吐下利，则中土大虚，中土虚则气不行于四末[2]，故手足逆冷；中土虚，不能导手少阴之气而下交，则为烦；不能引足少阴之气而上交，则为躁，甚则烦躁欲死。方用吴茱萸之大辛大温，以救欲绝之阳。佐人参之冲和以安中气，姜、枣和胃以行四末。师于不治之症不忍坐视，专求阳明，是得绝处逢生之妙。所以与通脉四逆汤、白通加猪胆汁汤三方鼎峙也。《论》云，食谷欲呕者，属阳明也，吴茱萸汤主之。又云，干呕吐涎沫、头痛者，吴茱萸汤主之。此阳明之正方也。或谓吴茱萸降浊阴之气，为厥阴专药，然温中散寒，又为三阴并用之药。而佐以人参、姜、枣，又为胃阳衰败之神方。昔贤所以有"论方不论药"之训也。

● 猪肤汤

治少阴病下利、咽痛、胸满心烦者主之。

猪肤一斤

上一味，以水一斗，煮取五升，去滓；加白蜜一升、白粉五合[3]，熬香，和令相得。温分六服。

歌曰　斤许猪肤斗水煎，水煎减半滓须捐，

　　　　再投粉白粉五合蜜白蜜一升熬香服，烦利咽痛胸满痊。

---

〔1〕煮取二升：原书此四字缺，疑漏，据赵本《伤寒论》补。

〔2〕四末：指手足四肢。

〔3〕白粉：即米粉。

张令韶曰：此方合下四方，皆以少阴主枢^[1]，旋转内外，无有止息，逆则病也。夫少阴上火下水而主枢机，下利者，水在下而火不得下济也；咽痛者，火在上而水不得上交也；上下水火不交，则神机枢转不出，故胸满；神机内郁，故心烦。猪为水畜，肤取其遍达周身，从内而外，亦从外而内之义也。蜜乃稼穑之味，粉为五谷之精。熬香者，取香气助中土以交合水火，转运枢机者也。

● 甘草汤

治少阴咽痛者。

甘草二两，生用

上一味，以水一升，煮取升半，去滓。分温再服。

歌曰　甘草名汤咽痛求，方教二两不多收，

　　　　后人只认中焦药，谁识少阴主治优。

　　　　后贤童便隔汤炖服，甚见超妙。

● 桔梗汤

治少阴咽痛，与甘草不差者，与桔梗汤。

桔梗一两　甘草二两

上二味，以水三升，煮取一升，去滓。分温再服^[2]。

歌曰　甘草汤投痛未瘥，桔加一两莫轻过，

　　　　奇而不效须知偶^[3]，好把经文仔细哦。

---

〔1〕少阴主枢：少阴之外有太阴，少阴之内有厥阴，其位处于中，为三阴之枢纽，故曰"少阴主枢"。

〔2〕再服：原书缺"再"字，疑漏，据赵本《伤寒论》补。

〔3〕奇……偶：指七方中的"奇方"与"偶方"。

述：少阴之脉，从心系上挟咽。二三日，乃三阳主气之期，少阴君火外合三阳上循经脉，故咽痛。甘草生用，能清上焦之火而调经脉者。不差，与桔梗汤以开其肺气，不使火气壅遏于会厌狭隘之地也[1]。

● 苦酒汤

治少阴咽中伤，生疮、不能言语、声不出者主之。

半夏洗，破，十四枚　鸡子一枚，去黄

上二味，纳半夏著苦酒中[2]。以鸡子壳置刀环中[3]，安火上，令三沸，去滓。少少含咽之[4]。不差，更作三剂。

歌曰　生夏一枚十四开，洗、破、十四枚。鸡清苦酒搅几回，

刀环捧壳煎三沸，咽痛频吞绝妙哉。

蔚按：一鸡子壳之小，安能纳半夏十四枚之多？近刻以讹传讹，即张令韶、张隐菴、柯韵伯之明，亦仍之。甚矣！耳食之为害也。余考原本，半夏洗、破十四枚，谓取半夏一枚，洗去其涎，而破为十四枚也。原本"破"字模糊，翻刻落此一字，以致贻误至今，特正之。

张令韶曰：此治少阴水阴之气，不能上济君火也。君火在上，热伤经络，故咽中伤、生疮。《经》曰：诸痛疮痒，皆属心火是也。在心主言，在肺主声，皆由肾间之生气所出。少阴枢机不能环转而上达，故不能言语声不出也。张隐菴有云，人之声音，藉阴中之生气而出。半夏生于夏半，感一阴之气而生，故能开发声音；破十四枚者，七为奇数，偶七而成十四[5]，是偶中之奇，

---

〔1〕会厌：又称吸门。覆于气管上口，发声则开，咽食则闭。《灵枢·忧恚无言》称之为"声音之户"。

〔2〕苦酒：即米醋。《活人书》云："苦酒，米醋是也。"

〔3〕刀环：古钱形狭长如刀，柄端有环中空，名刀环，便于架蛋壳，放火上。

〔4〕含咽：含在口中，慢慢下咽，使所摄食物在咽喉部有一段停留的时间。

〔5〕偶：原书作"耦"，二者系古今字，特以今字易古字。

取阴中之生阳也。鸡卵属金而白象天，肺主金主天，助肺以滋水之上源也。刀为金器。环声还也，取金声环转之义也。苦酒醋也，《书》曰："曲直作酸。"《经》曰：少阳属肾。一以达少阳初生之气，一以金遇木击而鸣矣。火上三沸者，金遇火而三伏[1]，三伏已过，金气复矣。枢转利，水气升，金气清，则咽痛愈而声音出矣。

● 半夏散及汤

治少阴咽中痛者主之。

半夏洗　桂枝　甘草

上三味，等分，各别捣，筛已，合治之。白饮和服方寸匕。日三服。不能散服者，以水一升，煎七沸。纳散两方寸匕，更煎三沸。下火，令少冷，少少咽之。

歌曰　半夏桂甘等分施，散须寸匕饮调宜，

若煎少与当微冷，咽痛求枢少阴主枢，其气逆于经脉，不能环转四散，故痛咽。法亦奇。

蔚按：少阴主枢，热气不能从枢而出，逆于经脉而咽痛，为甘草汤证。寒气不能从枢而出，逆于经脉而咽中痛，为半夏散及汤证。半夏运枢，桂枝解肌，甘草缓痛，和以白饮者，即桂枝汤啜粥之义。从中以达外，俾内外之经脉通，而少阴之枢机出入矣。如咽痛不能服散，以汤少少咽之，取其轻捷，即汤亦同于散也。

● 白通汤

治少阴病下利者，此方主之。

葱白四茎　干姜一两　附子一枚，生用

---

〔1〕三伏：从"夏至"后第三个"庚"日为初伏，第四个庚日为中伏，第五个庚日为末伏。三伏是一年中最炎热的时间。这里象征为火。

上三味，以水三升，煮取一升，去滓。分温再服。

● 白通加猪胆汁汤

治少阴病下利、脉微者，与白通汤；利不止、厥逆无脉[1]、干呕而烦者，此方主之。服汤已，脉暴出者[2]，死；脉微续者[3]，生。

白通汤中，加猪胆汁一合、人尿五合，无胆汁亦可。

上，加法汤成。纳猪胆汁、人尿，和令相得，温服。

歌曰 葱白四茎一两姜，全枚生附白通汤，

脉微下利肢兼厥，干呕心烦尿胆囊。

人尿五合，猪胆汁一合。

男元犀按：白通汤主少阴水火不交、中虚不运者也。用生附启水脏之阳，以上承于心；葱白引君主之火，以下交于肾；干姜温中焦之土，以通上下。上下交，水火济，中土和，利自止矣。

蔚按：白通加猪胆汁汤，张令韶之注甚妙。令韶谓：脉始于足少阴肾，主于手少阴心，生于足阳明胃。诚见道之言。少阴下利脉微者，肾脏之生阳不升也，与白通汤以启下陷之阳。若利不止、厥逆无脉、干呕烦者，心无所主，胃无所生，肾无所始也。白通汤三面俱到，加胆汁、人尿调和后入，生气俱在，为效倍速，苦咸合为一家。入咽之顷，苦先入心，即随咸味而直交于肾，肾得心君之助，则生阳之气升；又有附子在下以启之，干姜从中而接之，葱白自上以通之，利止厥回，不烦不呕，脉可微续，危证必仗此大方也。若服此汤后，脉不微续而暴出，灯光之回焰，吾亦无如之何矣[4]！

---

〔1〕厥逆：原书"逆"作"利"，疑误，据赵本《伤寒论》改。
〔2〕脉暴出：即脉搏由无脉而突然出现浮大躁动之象。
〔3〕脉微续：脉象逐渐恢复。
〔4〕无如之何：对它没有什么办法。

● **真武汤** 见上第三卷太阳方

● **通脉四逆汤**

治少阴病下利清谷、里寒外热、手足厥冷、脉微欲绝、身反不恶寒、其人面色赤，或腹痛，或干呕，或咽痛，或利止脉不出者，此方主之。

甘草三两　干姜三两，强人四两　附子一枚，生用

上三味，以水三升，煮取一升二合，去滓，分温再服。

其脉即出者愈。面色赤者，加葱九茎；腹中痛者，去葱，加芍药二两；呕者，加生姜二两；咽疼者，去芍，加桔梗一两；利止脉不出者，去桔梗，加人参二两。

歌曰　一枚生附草姜三，招纳亡阳此指南，

外热里寒面赤厥，脉微通脉法中探。

一本，甘草只用二两。

通脉四逆汤加减法：

加减歌曰　面赤加葱茎用九，腹痛去葱真好手；

葱去换芍二两加，呕者生姜二两偶；

咽痛去芍桔须加，桔梗一两循经走；

脉若不出二两参，桔梗丢开莫掣肘。

参各家说：阳气不能运行，宜四逆汤；元阳虚甚，宜附子汤；阴盛于下，格阳于上[1]，宜白通汤；阴盛于内，格阳于外，宜通脉四逆汤。盖以生气既离，亡在顷刻，若以柔缓之甘草为君，岂能疾呼散阳而使返耶？故倍用干姜，而仍不减甘草者，恐散涣之余，不能当姜、附之猛，还藉甘草以收全功也。若面赤者，虚阳上泛也，加葱白引阳气以下行；腹中痛者，脾络不和也，去葱

---

〔1〕格阳：亦称阴盛格阳，指体内阴寒至盛，阳气无所居而被拒于外，出现内真寒而外假热的证候。

加芍药以通脾络；呕者，胃气逆也，加生姜以宣逆气；咽痛者，少阴循经上逆也，去芍药之苦泄，加桔梗之开提；利止脉不出者，谷气内虚，脉无所禀而生，去桔梗加人参以生脉。

● 四逆散

治少阴四逆，其人或咳，或悸，或小便不利，或腹中痛，或泄利下重者主之。

甘草　枳实　柴胡　芍药

上四味，各十分，捣筛。白饮和服方寸匕，日三服。咳者，加五味子、干姜各五分，并主下利；悸者，加桂枝五分；小便不利者，加茯苓五分；腹中痛者，加附子一枚，炮令坼[1]；泄利下重者，先以水五升，煮薤白三升，煮取三升，去滓，以散二方寸匕纳汤中，煮取一升半，分温再服。上一"煮"字，衍文。

歌曰　枳甘柴芍数相均，热厥能回察所因，

　　　　白饮和匀方寸匕，阴阳顺接用斯神。

四逆散加减法：

加减**歌曰**　咳加五味与干姜，五分去声平行为正路，

　　　　下利之病照此加，辛温酸收两相顾。

　　　　悸者桂枝五分去声加，补养心虚为独步；

　　　　小便不利加茯苓，五分去声此方为法度；

　　　　腹中痛者里气寒，炮附一枚加勿误；

　　　　泄利下重阳郁求，薤白三升水煮具，

　　　　水用五升取三升，去薤纳散寸匕数，

　　　　再煮一升有半成，分温两服法可悟。

---

〔1〕坼（chè 彻）：裂开。

张令韶曰：凡少阴病四逆，俱为阳气虚寒，然亦有阳气内郁、不得外达而四逆者，又宜四逆散主之。枳实形圆臭香[1]，胃家之宣品也，所以宣通胃络。芍药疏泄经络之血脉，甘草调中，柴胡启达阳气而外行，阳气通而四肢温矣。若咳者，肺寒气逆也，用五味、干姜温敛肺气；并主下利者，温以散之、酸以收之也。悸者，心气虚也，加桂枝以保心气。小便不利者，水道不行也，加茯苓以行水。腹中痛者，里寒也，加附子以温寒。泄利下重者，阳气郁于下也，用薤白以通阳气也[2]。

---

〔1〕臭：臭，同"嗅"，闻之义。
〔2〕薤：原书作"葱"，系刊误，径改。

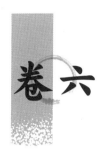

卷六

厥 阴 方

● 乌梅丸

治伤寒脉微而厥,至七八日肤冷,其人躁无暂安时者,此为脏厥[1],非蛔厥也[2]。蛔厥者,其人当吐蛔。今病者静,而复时烦,此为脏寒[3],蛔上入膈,故烦;须臾复止,得食而呕;又烦者,蛔闻食臭出,其人当吐蛔。蛔厥者,乌梅丸主之。又主久利方。

乌梅三百个　细辛六两　干姜十两　黄连一斤　蜀椒四两,去汗[4]　当归四两　桂枝六两　附子六两,炮　人参六两　黄柏六两

上十味,异捣筛,合治之。以苦酒浸乌梅一宿,去核,蒸之五升米下,饭熟捣成泥,和药令相得。纳臼中,与蜜,杵二千下,丸如梧桐子大。先食服十丸,日三服。稍加至二十丸。禁生冷、滑物、臭食等[5]。

〔1〕脏厥:内脏阳气极虚,而致四肢厥冷。
〔2〕蛔厥:因蛔虫内扰,而致四肢厥冷。
〔3〕脏寒:一般指内脏虚寒。这里所说的脏寒,可作脾胃虚寒解。
〔4〕去汗:蜀椒的炮制加工法。即蜀椒以微火炒或焙,去其水分及少量油质。
〔5〕臭食:可解为味道较浓烈的食品。

歌曰 六两柏参桂附辛，黄连十六厥阴遵，

归椒四两梅三百，十两干姜记要真。

《论》云：厥阴之为病，消渴，气上撞心，心中疼热，饥而不欲食，食则吐蛔，下之利不止。此厥阴病之提纲也。《经》云：厥阴之上，风气主之，中见少阳。是厥阴以风为本，以阴寒为标，而火热在中也。至厥阴而阴已尽，故不从标本而从于中治。

沈尧封云[1]：此厥阴证之提纲也。消渴等证外，更有厥热往来，或呕或利等证，犹之阳明病胃家实之外，更有身热汗出、不恶寒反恶热等证。故阳明病必须内外证合见，乃是真阳明；厥阴病亦必内外证合见[2]，乃是真厥阴。其余或厥、或利、或呕，而内无气上撞心、心中疼热等证，皆似厥阴而非厥阴也。

男元犀按：《论》云，伤寒脉微而厥，至七八日肤冷，其人躁无暂安时者，是以少阴证之脏厥，唤起厥阴之蛔厥也。然少阴证水火不交，则为烦躁，若真阳欲脱危证，则但躁不烦，与厥阴之但烦不躁者不同。故曰肤冷而躁，名曰脏厥，非蛔厥也。蛔厥为厥阴病的证[3]。厥阴，阴极阳生，中为少阴相火。名曰蛔厥，此"蛔"字所包者广。厥阴主风木，若名为风厥，则遗去"木"字；若名为木厥，又遗去"风"字，且用字亦不雅训；若名为风木厥，更见执著。第以"蛔厥"二字该之[4]，盖以蛔者风木之虫也，而吐蛔为厥阴之真面目。拈此二字，而病源、病证俱在其中。其人当吐蛔者，以风木之病当有是证，亦必不泥于蛔之有无。如本节"静而复烦"，与上节"气上冲心[5]、心中

---

〔1〕沈尧封：名又彭，字尧峰，一字尧封。嘉善（今浙江嘉善县）人，清代医家。少习举子业，兼善占星医药之术，著有《医经读》《伤寒论读》《女科辑要》等书。

〔2〕厥阴病亦必内外证合见：原书无"亦必内外"四字，揣上一句法，疑漏，据主校本补。

〔3〕为：原书作"与"，疑误，据主校本改。

〔4〕该：同"赅"，有"完备""包括"之义。

〔5〕节：原书作"肺"，在此无解，疑"节"之误，径改。

疼热"皆是也。曰蛔闻食臭出，其人当自吐蛔，又用一"当"字者，言吐蛔者其常，即不吐蛔而呕而又烦，风木之动亦可以吐蛔例之也。曰静而复烦，曰须臾复止，曰又烦者，风有作、止也。然通篇之眼目，在"此为脏寒"四字。言见证虽曰风木为病，相火上攻，而其脏则为寒。何也？厥阴为三阴之尽也。《周易·震卦》一阳居二阴之下，为厥阴本象，病则阳逆于上，阴陷于下。饥不欲食，下之利不止，是下寒之确证也；消渴，气上撞心，心中疼热，吐蛔，是上热之确证也。方用乌梅渍以苦酒，顺曲直作酸之本性，逆者顺之，还其所固有，去其所本无，治之所以臻于上理也。桂、椒、辛、附，辛温之品，导逆上之火，以还震卦下一划之奇；黄连、黄柏，苦寒之品，泻心胸之热，以还震卦上四划之偶[1]。又佐以人参之甘寒、当归之苦温、干姜之辛温，三物合用，能令中焦受气而取汁；而乌梅蒸于米下，服丸送以米饮，无非补养中焦之法，所谓厥阴不治取之阳明者此也。此为厥阴证之总方。注家第谓蛔得酸则静[2]，得辛则伏，得苦则下，犹浅之乎测乌梅丸也。

● 当归四逆汤

治手足厥寒、脉细欲绝者，此方主之。

当归三两　桂枝三两　芍药三两　细辛三两　大枣二十五枚　甘草二两　通草二两。按：即今之木通，非肆中白松之通草

上七味，以水八升，煮取三升，去滓。温服一升。日三服。

● 当归四逆加吴茱萸生姜汤

治手足厥寒、脉细欲绝、其人内有久寒者。

---

〔1〕震卦：其卦象为"☳"。分析震上与震下，震上为"☷"，震下为"▃"。其征为雷为动之义，然虽动而终安，实则通过振肃而获治之谓。以其喻厥阴上热下寒之治法，故有本段描述。

〔2〕注：原书作"法"，系笔误，据文义径改。

即前方加生姜半斤、吴茱萸二升。

上，以水六升，清酒六升，煮取五升，温分五服。

歌曰 三两辛归桂芍行，枣须廿五脉重生，

　　　　甘通二两能回厥，寒入吴萸二升姜半斤酒六升烹。

罗东逸曰：厥阴为三阴之尽，阴尽阳生。若受寒邪，则阴阳之气不相顺接，故脉微而厥。然厥阴之脏，相火游行其间，经虽受寒，而脏不即寒，故先厥者后必发热。所以伤寒初起，见其手足厥冷、脉细欲绝者，不得遽认为寒而用姜、附也[1]。此方用桂枝汤君以当归者，厥阴主肝，肝为血室也；佐细辛，其味极辛，能达三阴，外温经而内温脏；通草其性极通，善开关节，内通窍而外通荣；去生姜者，恐其过表也；倍大枣者，即建中加饴之义，用二十五枚者，取五五之数也。肝之志苦急[2]，肝之神欲散，辛甘并举，则志遂而神悦；未有厥阴神志遂悦，而脉微不出、手足不温者也。不须参、苓之补，不用姜、附之峻，此厥阴厥逆与太少不同治也。若其人内有久寒，非辛温之品不能兼治，则加吴萸、生姜之辛热，更用酒煎，佐细辛，直通厥阴之脏，迅散内外之寒，是又救厥阴内外两伤于寒之法也。

● 麻黄升麻汤

治伤寒六七日，大下后，寸脉沉而迟，手足厥逆，下部脉不至[3]，咽喉不利，吐脓血，泄利不止者，为难治，此方主之。

麻黄一两半　升麻一两半　当归一两　知母十八铢　黄芩十八铢　萎蕤十八铢　石膏六铢　白术六铢　干姜六铢　芍药六铢　桂枝六铢　茯苓六铢　甘草六铢　天冬六铢

---

〔1〕遽（jù 具）：表顺承连词，相当于"就""竟""遂"之义。

〔2〕急：原书作"即"，系"急"的音误，径改。

〔3〕下部脉：指尺脉。一说趺阳脉，亦为下部脉。

上十四味，以水一斗，先煮麻黄一两沸，去上沫。纳诸药，煮取三升，去滓。分温三服。相去[1]如炊三斗米顷，令尽。汗出愈。

歌曰　两半麻升一两归，六铢苓术芍冬依，

膏姜桂草同分两，十八铢兮芩母蒌。

一本麻黄二两半，升麻、当归各一两一分。宋本麻黄二两半，升麻、当归各二两六铢，有麦门冬，无天门冬，余俱同。

张令韶曰：伤寒六七日，乃由阴出阳之期也。粗工以为大热不解而大下之，虚其阳气，故寸脉沉迟、手足厥逆也。下为阴，下部脉不至，阴虚不能上通于阳也。咽喉不利、吐脓血，阳热在上也。泄利不止，阴寒在下也。阴阳两不相接，故为难治。与升麻、麻黄、桂枝以升阳，而复以茯苓、白术、干姜调其下利，与当归、白芍、天冬、萎蕤以止脓血，与知母、黄芩、甘草以利咽喉。石膏性重，引麻黄、升麻、桂枝直从里阴而透达于肌表[2]，则阳气下行、阴气上升、阴阳和而汗出矣。

此方药虽驳杂，意义深长，学者宜潜心细玩可也。

● 干姜黄芩黄连人参汤

治伤寒本自寒下，医复吐下之，寒格[3]，更逆吐下，若食入口即吐者主之。

干姜三两　黄连三两　黄芩三两　人参三两

上四味，以水六升，煮取二升，去滓。分温再服。

歌曰　芩连苦降藉姜开，济以人参绝妙哉，

四物平行各三两，诸凡拒格此方该。

---

〔1〕去：同"距"。

〔2〕里阴：指内脏阴气。

〔3〕寒格：指上热与下寒相格拒，致食入口即吐，故称寒格。

蔚按：伤寒本自寒下者，以厥阴之标阴在下也[1]。医复吐下之，在下益寒而反格热于上，以致食入即吐。方用干姜，辛温以救其寒；芩、连苦寒，降之且以坚之。然吐下之后，阴阳两伤，胃家索然[2]，必藉人参以主之，俾胃气如分金之炉，寒热各不相碍也。方名以干姜冠首者，取干姜之温能除寒下，而辛烈之气又能开格而纳食也。家君每与及门论此方及甘草附子汤[3]，谓古人不独审病有法，用方有法，即方名中药品之前后亦寓以法。善读书者，当读于无字处也。

● 白头翁汤

治热利下重[4]，及下利欲饮水者主之。

白头翁二两　黄连三两　黄柏三两　秦皮三两

上四味，以水七升，煮取二升，去滓。温服一升。不愈，更服一升[5]。

歌曰　三两黄连柏与秦，白头二两妙通神，

　　　　病缘热利时思水，下重难通此药真。

蔚按：厥阴标阴病，则为寒下；厥阴中见病则为热利下重者，即《经》所谓暴注是也[6]。白头翁临风偏静，特立不挠，用以为君者，欲平走窍之火，必先定摇动之风也；秦皮浸水青蓝色，得厥阴风木之化，故用以为臣；以黄连、黄柏为佐使者，其性寒，能除热，其味苦，苦又能坚也。总使风木遂其上行之性，则热利下重自除；风火不相煽而燎原，则热渴饮水自止。

---

〔1〕阴：原书作"降"，无意义，疑误，据文义改。

〔2〕索然：原义为"尽"，这里指胃气被伤残殆尽之意。

〔3〕家君：对人称谓自己的父亲。　及门：指学生，古谓受业门下的弟子，语见《元史·许谦传》。

〔4〕下重：指排便时，肛门急迫重坠，或努挣不畅的症状。

〔5〕更：原书作"再"，其义与"更"类同，是福州语系的方言。"再"有"二"的含义，为区别，不致跟服药法的"再服"相淆，故以"更"代之。

〔6〕暴注：指忽然大量泄泻。《素问·至真要大论》："诸呕吐酸，暴注下迫，皆属于热。"

霍 乱 方

● 四逆加人参汤

治霍乱恶寒[1]，脉微而复利，利止亡血也，此方主之。

四逆汤原方，加人参一两。

歌曰 四逆原方主救阳，加参一两救阴方，

利虽已止知亡血，须取中焦变化乡。

《内经》谓：中焦取汁变化而赤是谓血。方用人参滋中焦之汁，非取其回阳也。

蔚按：《论》云：恶寒脉微而复利，利止无血也。言霍乱既利而复利，其证恶寒，其脉又微[2]，可知阳气之虚也。然脉如是，利虽止而非真止，知其血已亡。此亡血非脱血之谓，即下则亡阴之义也。《金匮》曰：水竭则无血，即为津液内竭。故以四逆汤救其阳气，又加人参生其津液。柯韵伯疑四逆汤原有人参，不知仲景于回阳方中迸绝此味[3]，即偶用之，亦是制热药之太过，惟救阴方中乃加之。韵伯此言，可知未尝梦见《本草经》也。

● 理中丸

治霍乱病呕吐泄利、寒多、不饮水者。

人参三两　　甘草三两　　白术三两　　干姜三两

上四味，捣筛为末，蜜和为丸，如鸡子黄大。以白汤数合和一丸[4]，

---

〔1〕霍乱：指挥霍淆乱、上吐下泻的一种急剧的病证。
〔2〕微：原书作"後"，显系刊误，据上下文义径改。
〔3〕迸：通"摒"，即"除""弃"之义。
〔4〕白汤：即沸水，今之开水也。

研碎，温服之。日三、四，夜一服。腹中未热，益至三、四丸，然不及汤。汤法以四物依两数切，用水八升，煮取三升，去滓，温服一升，日三服。若脐上筑者[1]，肾气动也，去术加桂四两；吐多者，去术加生姜二两；下多者，还用术；悸者，加茯苓二两；渴欲得水者，加术足前成四两半；腹中痛者，加人参足前成四两半；寒者，加干姜足前成四两半；腹满者，去术加附子一枚。服汤后如食顷，饮热粥一升许。微自温，勿揭衣被。按：与服桂枝汤同法。可知伤寒不忌食也。

歌曰 吐利腹疼用理中，丸汤分两各三同，

　　　　术姜参草刚柔济，服后还余啜粥功。

理中汤、丸加减法：

加减歌曰 脐上筑者白术忌，去术加桂四两治；

　　　　吐多白术亦须除，再加生姜二两试；

　　　　若还下多术仍留，转输之功君须记；

　　　　悸者心下水气凌，茯苓二两堪为使；

　　　　渴欲饮水术多加，共投四两五钱饵；

　　　　腹中痛者加人参，四两半兮足前备；

　　　　寒者方内加干姜，其数亦与加参类；足前成四两半。

　　　　腹满应将白术删，加附一枚无剩义，

　　　　服如食顷热粥尝，戒勿贪凉衣被寘[2]。徐灵胎云，桂枝汤之饮热粥，

　　　　欲其助药力外散；此饮热粥，欲其助药力以内温。

蔚按：《论》云：霍乱头痛、发热、身疼痛、热多饮水者，五苓散主之；寒多不用饮水者，理中丸主之。曰霍乱者，呕吐而利也。头痛发热、身疼痛者，内霍乱而外伤寒也。热渴者，以五苓散助脾土，以滋水津之四布；寒而

---

〔1〕脐上筑：脐周腹部如物撞动感。

〔2〕寘（zhì 至）：同"置"。

不渴者，用理中丸理中焦，而交上下之阴阳。盖以上吐下利，不论寒热，治以专顾其中也。王晋三云：人参、甘草，甘以和阴；白术、干姜，辛以和阳；辛甘相辅以处中，则阴阳自然和顺矣。此为温补第一方。《论》中言四逆辈，则此汤俱在其中。又治大病瘥后喜唾、善读书者，于喜唾二字推广之，凡脾虚胃虚皆是，便可悟调理之善方矣。

程郊倩曰：参、术、炙草，所以固中州；干姜守中，必假之焰釜薪而腾阳气[1]。是以谷入于阴，长气于阳，上输华盖，下摄州都，五脏六腑皆以受气矣。此理中之旨也。

● 通脉四逆加猪胆汁汤

治吐已下断[2]，汗出而厥、四肢拘急、脉微欲绝者[3]。

通脉四逆原方，加猪胆汁四合。

煎如前法。煎成，纳猪胆汁，分温再服。其脉即出。

歌曰　生附一枚三两姜，

炙甘二两《玉函》方，此遵宋本《金匮玉函经》坊刻《伤寒论》：甘草三两，炙。

脉微内竭[4]吐已下断，津液竭于内也；四肢拘急，津液竭于内而不荣于外也。

资真汁，《经》云：中焦受气取汁。又，胆为真汁。

猪胆还加四合襄。亦遵《玉函经》法，《伤寒论》猪胆汁止半合。

蔚按：《论》云，吐已下断者，言阴阳气血俱虚，水谷俱竭，无有可吐而自已，无有可下而自断也。曰汗出而厥、脉微欲绝者，无阳气以主之也。曰四肢拘急者，无津液以养之也。此际，若用四逆汤，姜、附之温，未尝不

---

〔1〕焰釜薪：炽盛釜底的柴火，这里喻温补脾胃。

〔2〕吐已下断：言呕吐和下利均已中止。

〔3〕脉微欲绝者：原书"者"以下，尚有"四逆汤中加猪胆汁半合"一句，因与下文重复，属衍文，径删。

〔4〕竭：原书作"陷"，与陈氏注文相左，疑误，径改。

可以回阳，倍用甘草之甘，未尝不可以滋阴，然犹恐其缓而无济也。若用通脉四逆汤，倍干姜之勇，似可追返元阳，然犹恐大吐大利之余，骤投大辛之味，内而津液愈涸，外而筋脉愈挛，顷刻死矣。师于万死中觅一生路，取通脉四逆汤以回其厥，以止其汗，更佐以猪胆生调，取生气俱在，苦先入心而脉复，以汁补中焦之汁，灌溉于筋则拘挛解。辛甘与苦甘相济，斯阴阳二气顷刻调和，即四逆加人参汤之意。但人参亦无情之草根，不如猪胆汁之异类有情，生调得其生气，为效倍神也。诸家囿于白通加法，谓格阳不入，借苦寒以从治之，堪发一笑。

按：古本只加胆汁，无人尿，张隐菴注有人尿，必有所本。读其注文，极有见解。张隐菴云：此节重言，以结上文两节之意。上两节皆主四逆汤，此言气血皆虚，更宜通脉四逆加猪胆、人尿以治之。不曰吐利止，而曰吐已下断者，谓津液内竭，吐无所吐、下无所下也。若吐已下断无，如所谓汗出而厥四肢拘急之证，仍然不解；所谓脉微欲绝之脉，依然如故；此谓阴阳血气俱虚，更宜通脉四逆加猪胆汁汤主之。通脉四逆，解见《少阴篇》。加水畜之甲胆，乃起肾脏之精汁，上资心主之血；更加人尿，乃引膀胱之津液，还入胃中，取精汁内滋而血气调和之意。盖风雨寒暑之邪[1]，直入中焦，皆为霍乱。若吐利太过而生气内伤，手足厥冷脉微欲绝者，宜四逆汤主之，无分寒与暑也。何也？正气受伤，止救正而不论邪。后人补立藿香正气散以治吐利，此治微邪在胃，正气不伤，如此之证，弗药亦愈[2]，即阴阳汤、黄土汤，皆能疗之。若霍乱里虚，古圣止立四逆、理中二方，为急救正气之法。有谓，藿香正气散治暑霍乱者，亦非也。愚每见暑月病霍乱，四肢逆冷无脉而死，藿香正气不过宽胸解表之剂，乌能治之？况夏月元气发泄在外，中气大虚，外邪卒至，救正犹迟，况疏散之剂乎！夫邪正相搏，有风雨寒暑

---

〔1〕盖：原书作"皆"，详前后文义，并参主校本，疑为发语词"盖"之误，径改。

〔2〕弗：同"勿""不"，否定副词。

之分。正受邪伤，止论正气之虚实，入脏即为不治之证[1]，非风暑为阳而寒雨为阴也。此为霍乱之大纲，学者宜服膺而弗失[2]。高子曰：霍乱之证，至汗出而厥，四肢拘急，脉微欲绝，乃纯阴无阳，用四逆汤不必言矣，又加猪胆汁、人尿者，津液竭而阴血并虚，不当但助其阳，更当滋益其阴之意。每见夏月霍乱之证，四肢厥逆，脉微欲绝，投以理中、四逆不能取效，反以明矾少许和凉水服之而即愈，亦即胆汁、人尿之意。先贤立法，可谓周遍详明矣。

---

[1]证：原书作"死"。"死"字与"不治"义同，且文法不顺，当为"证"之误，径改。

[2]服膺：原义为捧持而着之心胸之间。喻存在胸中，片刻不忘。语出《礼·中庸》。

阴阳易差后劳复方

● 烧裈散

治阴阳易[1]。

上，取妇人中裈近隐处[2]，剪烧灰，以水和服方寸匕，日三服，小便即利，阴头微肿[3]，则愈。妇人病，取男子中裈烧服。

歌曰　近阴裆裤剪来烧，研末还须用水调，

　　　　同气相求疗二易，长沙无法不翘翘。

张隐菴曰：裈裆，乃阴吹注精之的。盖取彼之余气，劫彼之余邪。邪毒原从阴入，复使之从阴以出。故曰：小便利，阴头微肿即愈。

● 枳实栀子豉汤

治大病瘥后，劳复者主之[4]。若有宿食，加大黄。

枳实三枚，炙　栀子十四枚　香豉一升

上三味，以清浆水七升空煮[5]，取四升。纳栀子、枳实，煮取二升。下豉，更煮五六沸，去滓。温分再服。覆，令微似汗。

---

〔1〕阴阳易：古病证名。《诸病源候论》认为，男子与患伤寒而未完全康复的妇人房事后得病，名为阴易；妇人与患伤寒而未完全康复的男子房事后得病，名为阳易。近人也有认为，患伤寒病尚未康复，因犯房事而复发者，称为阴阳易。

〔2〕裈：即"裤"的异体字。

〔3〕阴头：即阴茎头，又称龟头。

〔4〕劳复：指病初愈，气血尚未平复，或余邪未清，若过早操劳，或七情所伤，饮食失宜，房劳不节等，使正气受损，则易导致疾病的复发，称为"劳复"。

〔5〕清浆水：即淘米的米泔，以久贮味酸者为佳。

歌曰 一升香豉枳三枚，

十四山栀复病该，《伤寒论》只以"大病后劳复者"六字该之，不著其病形。

浆水法煎微取汗，

食停还藉大黄开。若有宿食，加大黄，如博碁子大五六枚[1]。

张隐菴曰：大病瘥后，则阴阳水火始相交会。劳其形体，则气血内虚，其病复作，其证不一，故不著其病形，只以此方统治之。方中栀子清上焦之烦热，香豉散下焦之水津，枳实炙香宣中焦之土气。三焦和而津液生，津液生而气血复矣。若有宿食，则三焦未和，加大黄以行之，令燥屎行而三焦气血自相和矣。今之医辈，凡遇此证，无不以补中益气汤，误也！

● **牡蛎泽泻散**

治大病瘥后，腰以下有水气者主之。

牡蛎　泽泻　蜀漆洗去腥　海藻洗去盐　栝蒌根　商陆根熬　葶苈子以上各等分

上七味，异捣，筛下为散，更入臼中治之。白饮和，服方寸匕，小便利，止后服，日三[2]。

歌曰 病瘥腰下水偏停，泽泻蒌根蜀漆葶，

牡蛎商陆同海藻，捣称等分去声饮调灵。

蔚按：太阳之气，因大病不能周行于一身，气不行而水聚之。今在腰以下，宜从小便利之。牡蛎、海藻生于水，故能行水，亦咸以软坚之义也；葶苈利肺气而导水之源；商陆攻水积而疏水之流；泽泻一茎直上，栝蒌生而蔓延，二物皆引水液而上升，可升而后可降也；蜀漆乃常山之苗，自内而出外，自阴而出阳，所以引诸药而达于病所；又，散以散之，欲其散布而行速也。

---

[1]博碁子：奕棋的棋子。碁，"棋"的异体字。

[2]日三：他本"三"后均有"服"字，此乃省笔，于意无损，故从之而不补。

但其性甚烈，不可多服，故曰"小便利，止后服"。此方用散，不可作汤，以商陆水煮服，杀人。

● 竹叶石膏汤

治伤寒解后，虚羸少气，气逆欲呕，及虚烦客热不退者，主之。

竹叶二把　石膏一斤　半夏半升　人参三两　甘草二两　粳米半升　麦门冬一升

上七味，以水一斗，煮取六升，去滓。纳粳米，煮米熟，汤成，去米。温服一升，日三服。

歌曰　三参二草一斤膏，病后虚羸呕逆叨[1]，

　　　　粳夏半升叶二把，麦冬还配一升熬。

张隐菴曰：竹叶凌冬青翠，得冬令寒水之气；半夏生当夏半，得一阴之气；参、草、粳米，资养胃气以生津液；麦冬通胃气之络；石膏纹肌色白，能通胃中之逆气达于肌腠。总令津液生而中气足，虚热解而吐自平矣。

男元犀按：徐灵胎云，此仲景先生治伤寒愈后调养之方也，其法专于滋养肺胃之阴气以复津液。盖伤寒虽六经传遍，而汗吐下三者，皆肺胃当之。又《内经》云：人之伤于寒也，则为病[2]热，故滋养肺胃，岐黄以至仲景之不易之法也。后之庸医，则用温热之药峻补脾肾，而千圣相传之精义，消亡尽矣。

---

〔1〕叨：通"饕"，本义为贪，这里当作"常"解。

〔2〕病：原书作"法"，显系刊误，径改。

附识一道

蔚按：医道之不明也，皆由于讲方而不穷经之故。《神农本草经》，明药性也，未尝有配合之方。《灵枢》《素问》，穷造化阴阳之理，原其得病之由，除鸡矢醴、半夏秫米汤等节外，无方。《难经》八十一章，阐明《内经》之旨，以补《内经》所未言，亦无方。至汉张仲景，得商伊圣《汤液经》，著《伤寒论》《金匮要略》二书，专取伊圣之方，而立三百九十七法，法以方而行，方以法而定，开千百年之法眼[1]，不可专谓为方。仲景后，此道渐晦。至唐，赖有孙思邈起而明之[2]，著《千金方》，其方俱从《伤寒论》套出，又将《伤寒论》一一备载不遗。惜其字句不无增减，章节不无移易，又不能阐发其奥蕴，徒汲汲于《论》中各方[3]，临摹脱换[4]，以求新异，且续刻《千金翼》，以《养性》《补益》各立一门，遂致后医以补脾、补肾、脾肾双补、补气、补血、气血两补、温补、凉补、不温不凉之平补等方，迎合于富贵之门，鄙陋之习，由此渐开。究非《千金方》之过，不善读《千金方》之过也。后学若取其所长，弃其所短，则《千金》书何尝非仲景书之翼也？即《千金》私淑仲景[5]，时有羹墙之见[6]。其方托言龙宫秘方，盖以仲景居卧龙冈，其《伤寒》《金匮》方即为龙宫方。

---

〔1〕法眼：佛家语，引喻深湛的观察能力与精辟独到的见解。

〔2〕孙思邈：约581—682年。唐代杰出医药学家，京兆华原（今陕西耀县）人。少时善谈老庄，通百家说，兼好佛家经典。著有《千金方》《千金翼方》各三十卷，影响甚著，后世尊其为孙真人。

〔3〕汲（jí 及）汲：形容心情急切的样子。语见《汉书·杨雄传》。汲，原义是从井里取水。

〔4〕脱换：意为变更，改易。

〔5〕私淑：崇仰其学，而又未及从其学者。语见《孟子·离娄》。

〔6〕羹墙之见：慕念之意。典见《后汉书·李固传》："昔尧殂（死）之后，舜仰慕三年。坐则见尧于墙，食则见尧于羹。"

老生恒谈，神明瘁鬼神来告[1]，岂其真为神授哉！家严少孤，家徒四壁[2]，半治举子业，半事刀圭家[3]，日见各医竞尚唐宋各方，金元刘张朱李四大家，以及王宇泰、薛立斋、张景岳、李士材辈，滥取各方而为书，是有方之书行，而无方之书遂废，心甚悯之。每欲以家藏各方书付之祖龙[4]，而于无方之《本经》《内经》《难经》，及祖述伊圣经方之仲景书，寝食数十年弗倦，自《千金》及下无讥焉。壬子登贤书后[5]，寓都门，适伊云林先生患中风证，不省人事，手足偏废，汤米不入者十余日，都门名医咸云不治。家严以二剂起之，名噪一时，就诊者门外无虚辙。后因某当事强令馆于其家，辞弗就，拂其意，癸丑秋托病而归[6]。后出宰畿辅[7]，恐以医名蹈癸丑岁之前辙，遂绝口不谈，而犹私自著书。尝语蔚曰，三不朽事[8]，立言居其一，诗文词赋不与焉。有人于此，若能明仲景之道，不为异端末学所乱，民不夭札[9]，其功德且及于天下后世也。前刻《公余医录》等书，皆在守阳官舍而成。而《伤寒论》《金匮要略》浅注二书，稿凡三易，自喜其深入显出，自王

---

〔1〕神明瘁鬼神来告：本句文义费解。据故事情节，当是"昆明池龙神来告"为妥。其故事梗概据《酉阳杂俎》载：孙思邈尝隐终南山。一日，忽有一老人（龙神）诣其石室求救。孙知老人系昆明池龙宫丞相，向老人索取龙宫仙方作为相救的条件。老人无奈，只好捧方而至，孙乃救之。后因龙宫仙方三千首，撰成《千金方》三十卷传于世。

〔2〕家徒四壁：家中除了四面墙壁之外，一无所有。借喻清贫。

〔3〕刀圭家：古代医生的代名词。刀圭，量药的器具。借以指代从事医药活动的人。

〔4〕祖龙：指秦始皇。借其焚书之事，引作烧书解，亦即"付之一炬"之义。

〔5〕登贤书：科举时代，乡试中式为登贤书。原义见于《周礼》。

〔6〕癸丑：指清乾隆五十八年（1793年）。

〔7〕畿辅：京都附近的地方。

〔8〕三不朽：古之立言、立德、立功为三不朽之事。《左传·襄二十四年》："大上有立德，其次有立功，其次有立言。虽久不废，此之谓不朽。"疏云："此三者，虽经世代，当不朽腐。"

〔9〕夭札：夭，短命；札，疫死。

叔和编次、成无己注释后，若存若没，千有余年，至今日方得其真谛，与时俗流传之医书，大有分别。所苦者，方中分两轻重，煮渍先后，分服、顿服、温服、少冷服等法，毫厘间大有千里之判，不得不从俗本，编为歌括，以便记诵。命蔚于歌括后，各首拟注，亲笔改易，其于蔚之千虑一得处，则圈之又圈，点之又点，意欲大声疾呼，唤醒千百医于靡靡欲寐中，忽然惊觉而后快。至于《金匮》方，又命弟元犀韵之，蔚则仿建安许氏《内台方议》体，为之逐条立议焉。盖以高年之心，不堪多用，蔚与弟元犀不过效有事服劳之道，非敢轻动笔墨也。时嘉庆二十四年岁次己卯冬至后五日也[1]。男蔚谨识。

蔚再按：以上拟注及附识一条，皆家严亲笔圈点。蔚谨遵而不敢违。付刻后，每欲于注中说未了者，续出数条，庶无剩义。因阅时医贤徐灵胎医书六种，其首卷有论六条，颇见晓畅，蔚可以不必再续也。今附录于后，以公同好。

---

[1] 嘉庆：清仁宗爱新觉罗颙琰的年号（1796—1820）。

附录六首

论共六首，俱徐灵胎著。胎，
名大椿，江苏吴江人也。[1]

● 方药离合论

　　方之与药，似合而实离也。得天地之气，成一物之性，各有功能。可以变易血气，以除疾病，此药之力也。然草木之性，与人殊体，入人肠胃，何以能如人之所欲以致其效？圣人为之制方以调剂之。或用以专攻，或用以兼治，或相辅者，或相反者，或相用者，或相制者，故方之既成，能使药各全其性，亦能使药各失其性，操纵之法，大有权焉。此方之妙也。若夫按病用药，药虽切中，而立方无法，谓之有药无方；或守一方以治病，方虽良善，而其药有一二味与病不相关者，谓之有方无药。比之作书之法[2]，用笔已工而配合颠倒，与夫字形具备而点划不成者，皆不得谓之能书。故善医者，分观之而无药弗切于病情，合观之而无方不本于古法，然后用而弗效，则病之故也，非医之罪也。而不然者，即偶或取效，隐害必多，则亦同于杀人而已矣。至于方之大小奇偶之法，则《内经》详言之，兹不复赘云[3]。

● 古方加减论

　　古人制方之义，微妙精详，不可思议。盖其审察病情，辨别经络，参考药性，斟酌轻重，其于所治之病不爽毫发，故不必有奇品异术，而沉锢艰险之疾[4]，投之辄有神效，此汉以前之方也。但生民之疾病不可胜穷，

---

〔1〕论共六首……吴江人也：原书排在《方药离合论》之后，为了醒目，特移此。

〔2〕比：原书作"譬"。"比"同"譬"，故径换。

〔3〕赘（zhuì 缀）：多余。

〔4〕锢（gù 固）：通"痼"。经久难愈的疾病。

若必每病制一方，是曷有尽期乎[1]？故古人即有加减之法。其病大端相同，而所现之症或不同，则不必更立一方，即于是方之内，因其现证之异，而为之加减。如《伤寒论》中，治太阳病用桂枝汤。若见项背强者，则用桂枝加葛根汤；喘者，则用桂枝加厚朴杏子汤；下后脉促胸满者，桂枝去白芍汤；更恶寒者，去白芍加附子汤；此犹以药为加减者也。若桂枝麻黄各半汤，则以两方为加减矣。若发奔豚者，用桂枝为加桂枝汤，则又以药之轻重为加减矣。然一二味加减，虽不易本方之名，而必明著其加减之药。若桂枝汤倍用芍药而加饴糖，则又不名桂枝加饴糖汤，而为建中汤，其药虽同而义已别，则立名亦异，古法之严如此。后之医者不识此义，而又欲托名用古，取古方中一二味，则即以某方目之。如用柴胡，则即曰小柴胡汤，不知小柴胡之力全在人参也。用猪苓、泽泻，即曰五苓散，不知五苓之妙专在桂枝也。去要药杂以他药，而仍以某方目之，用而不效，不知自咎[2]，或则归咎于病，或则归咎于药，以为古方不可治今病。嗟乎！即使果识其病，而用古方支离零乱，岂有效乎？遂相戒以古方为难用，不知全失古方之精义，故与病毫无益而反有害也。然则当何如？曰：能识病情与古方合者，则全用之；有别症，则据古法加减之；如不尽合，则依古方之法，将古方所用之药而去取损益之。必使无一药不对症[3]，自然不倍于古人之法[4]，而所投必有神效矣。

● 方剂古今论

后世之方，已不知几亿万矣，此皆不足以名方者也。昔者圣人之制方也，推药理之本原，识药性之专能，察气味之从逆，审脏腑之好恶，合君臣之配偶，而又探索病情，推求经络，其思远，其义精，味不过三四，而其用变化

---

〔1〕曷（hé 和）：疑问代词。义为"何""什么"。

〔2〕咎（jiù 旧）：罪过，过失。

〔3〕不：原书作"之"，于文意不合，疑误，径改。

〔4〕倍：通"背"。

不穷。圣人之智，真与天地一体，非人之心思所能及也。上古至今，千圣相传，无敢失坠。至张仲景先生，复申明用法，设为问难，注明主治之症，其《伤寒论》《金匮要略》，集千圣之大成，以承先而启后，万世不能出其范围，此之谓古方，与《内经》并垂不朽者。其前后名家，如仓公、扁鹊、华佗、孙思邈诸人，各有师承，而渊源又与仲景微别，然犹自成一家，但不能与《灵》《素》《本草》一线相传，为宗支正脉耳。既而积习相仍，每著一书，必自撰方千百。唐时诸公，用药虽博，已乏化机；至于宋人，并不知药，其方亦板实肤浅；元时号称极盛，各立门庭，徒骋私见；迨乎前明〔1〕，蹈袭元人绪余而已〔2〕。今之医者，动云古方，不知古方之称，其指不一。若谓上古之方，则自仲景先生流传以外，无几也。如谓宋元所制之方，则其可法可传者绝少，不合法而荒谬者甚多，岂可奉为典章？若谓自明人以前皆称古方，则其方不下数百万！夫常用之药不过数百品，而为方数百万，随拈几味，皆已成方，何必定云某方也？嗟嗟！古之方何其严，今之方何其易。其间亦有奇巧之法，用药之妙，未必不能补古今之所未及，可备参考者，然其大经大法，则万不能及。其中更有违经背法之方，反足贻害，安得有学之士为之择而存之，集其大成，删其无当，实千古之盛举，余盖有志而未遑〔3〕！

● 古今方剂大小论

今之论古方者，皆以古方分两太重为疑，以为古人气体厚，故用药宜重，不知此乃不考古而为此无稽之谈也。古时升斗权衡，历代各有异同。而三代至汉〔4〕，较之今日，仅十之二。余亲见汉时有六升铜量，容今之一升二合。

〔1〕迨（dài 代）乎：迨，时间副词，同"到""及""等到"。迨乎，即"到了"。
〔2〕绪余：犹言残余，语见《庄子·让王》。
〔3〕遑（huáng 煌）：闲暇，空闲。未遑，当解为"无法办到"。
〔4〕三代：这里的三代，指夏、商、周三个朝代。

如桂枝汤乃伤寒大剂也。桂枝三两，芍药三两，甘草二两，共八两，二八不过一两六钱为一剂，分作三服，则一服药不过今之五钱三分零。他方间有药品多而加重者，亦不过倍之而已。今人用药，必数品各一二钱，或三四钱，则反用三两外矣。更有无知妄人，用四五两作一剂，近人更有用熟地八两为一剂者，尤属不伦。用丸、散亦然。如古方乌梅丸，每服如梧子大二十丸，今不过四五分，若今人之服丸药，则用三四钱至七八钱不等矣。末药只用方寸匕，不过今之六七分，今亦服三四钱矣。古人之用药分两，未尝重于今日，《周礼》遗人，凡万民之食食者，人四鬴[1]。注：六斗四升曰鬴，四鬴共二石五斗六升。为人一月之食，则每日食八升有余矣。而谬说相传，方剂日重。即此一端，而荒唐若此，况其深微者乎！盖既不能深思考古，又无名师传授，无怪乎每举必成笑谈也。

● 煎药法论

煎药之法，最宜深讲，药之效不效，全在乎此。夫烹饪禽鱼羊豕，失其调度，尚能损人，况药专以之治病，而可不讲乎？其法载于古方之末者，种种各殊。如麻黄汤先煮麻黄，去沫，然后加余药同煎，此主药当先煎之法也。而桂枝汤，又不必先煎桂枝，服药后，须啜热粥以助药力，又一法也。如茯苓桂枝甘草大枣汤，则以甘澜水先煮茯苓；如五苓散，则以白饮和服，服后又当多饮暖水；小建中汤，则先煎五味，去滓，而后纳饴糖；大柴胡汤，则煎减半，去滓再煎；柴胡加龙骨牡蛎汤，则煎药成而后纳大黄；其煎之多寡，或煎水减半，或十分煎去二三分，或止煎一二十沸，煎药之法，不可胜数，皆各有意义。大都发散之药及芳香之药，不宜多煎，取其生而疏荡；补益滋腻之药，宜多煎，取其熟而停蓄；此其总诀也。故方药虽中病，而煎法失度，其药必无效。盖病家之常服药者，或尚能依法为之，其粗鲁贫苦之家，安能如法制度，所以病难愈也。若今之医者，亦不能知之矣，况病家乎？

---

〔1〕鬴（fǔ 腐）：古量名，其大小同"釜"。

● 服药法论

病之愈不愈，不但方必中病，方虽中病，而服之不得其法，则非特无功，而反有害，此不可不知也。如发散之剂，欲驱风寒出之于外，必热服而暖覆其体，令药气行于营卫，热气周遍，挟风寒而从汗解；若半温而饮之，仍当风坐立，或仅寂然安卧，则药留肠胃，不能得汗，风寒无暗消之理，而营卫反为风药所伤矣。通利之药，欲其化积滞而达之于下也，必空腹顿服，使药性鼓动，推其垢浊从大便解；若与饮食杂投，则新旧混杂，而药气与食物相乱，则气性不专而食积愈顽矣。故《伤寒论》等书，服药之法宜热、宜温、宜凉、宜缓、宜急、宜多、宜少、宜早、宜晚、宜饱、宜饥，更有宜汤不宜散，宜散不宜丸，宜膏不宜丸，其轻重大小，上下表里，治法各有所当。此皆一定之至理，深思其义，必有得于心也。